THE 28 Y DASH DIET WEIGHT-LOSS PROGRAM

Recipes and Workouts to **Lower Blood Pressure** and **Improve Your Health**

Andy De Santis, RD, MPH, and
Julie Andrews, MS, RDN, CD

Foreword by Annie F. Kelly, MD, FACC

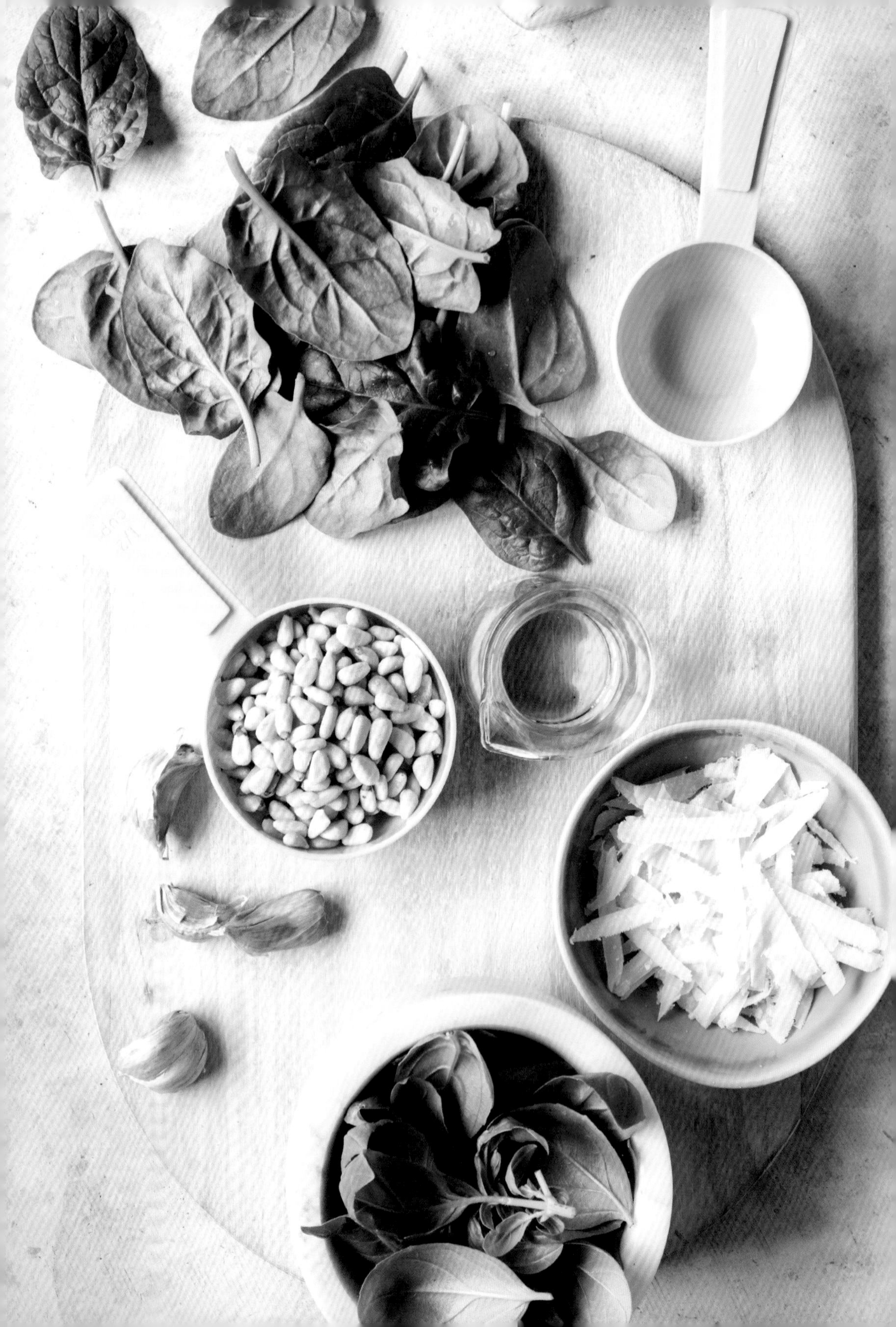

28天
得舒飲食
健康輕體計畫

結合 100 道營養低鈉食譜、睡眠、運動和壓力管理，
全方位降低血壓與預防心血管疾病的終生受用減重法

安荻·德·桑蒂斯（ANDY DE SANTIS）
茱莉·安德魯斯（JULIE ANDREWS）著

常常生活文創

28 天得舒飲食健康輕體計畫

結合 100 道營養低鈉食譜、睡眠、運動和壓力管理，全方位降低血壓與預防心血管疾病的終生受用減重法

The 28 Day DASH Diet Weight Loss Program:
Recipes and Workouts to Lower Blood Pressure and Improve Your Health

作　　者／安荻．德．桑蒂斯（ANDY DE SANTIS）
　　　　　茱莉．安德魯斯（JULIE ANDREWS）
攝　　影／娜汀．葛理夫（NADINE GREEFF）
插　　圖／查理．萊頓（CHARLIE LAYTON）
譯　　者／王心宇
責任編輯／趙芷渟
封面設計／化外設計
內頁排版／張靜怡

發 行 人／許彩雪
總 編 輯／林志恆
行銷企畫／郭姵妤、李惠瑜
出 版 者／常常生活文創股份有限公司
地　　址／106 台北市大安區信義路二段 130 號

讀者服務專線／(02) 2325-2332
讀者服務傳真／(02) 2325-2252
讀者服務信箱／goodfood@taster.com.tw
讀者服務專頁／http://www.goodfoodlife.com.tw/

法律顧問／浩宇法律事務所
總 經 銷／大和圖書有限公司
電　　話／(02) 8990-2588（代表號）
傳　　真／(02) 2290-1628

製版印刷／龍岡數位文化股份有限公司
初版一刷／2020 年 10 月
定　　價／新台幣 450 元
ＩＳＢＮ／978-986-99071-1-8

國家圖書館出版品預行編目 (CIP) 資料

28 天得舒飲食健康輕體計畫：結合 100 道營養低鈉食譜、睡眠、運動和壓力管理，全方位降低血壓與預防心血管疾病的終生受用減重法／安荻．德．桑蒂斯（Andy De Santis）、茱莉．安德魯斯（Julie Andrews）著；王心宇譯 . -- 初版 . -- 臺北市：常常生活文創 , 2020.10
面；　公分 .
譯自：The 28 day DASH diet weight loss program: recipes and workouts too lower blood pressure and improve your health
ISBN 978-986-99071-1-8（平裝）

1. 減重　2. 健康飲食　3. 運動健康

411.94　　109014079

FB｜常常好食

網站｜食醫行市集

我們誠摯地感謝您讓我們加入這段改善您健康的旅程。

我們相當重視這份責任，

因此竭盡所能確保此書必能符合您的期待與期望。

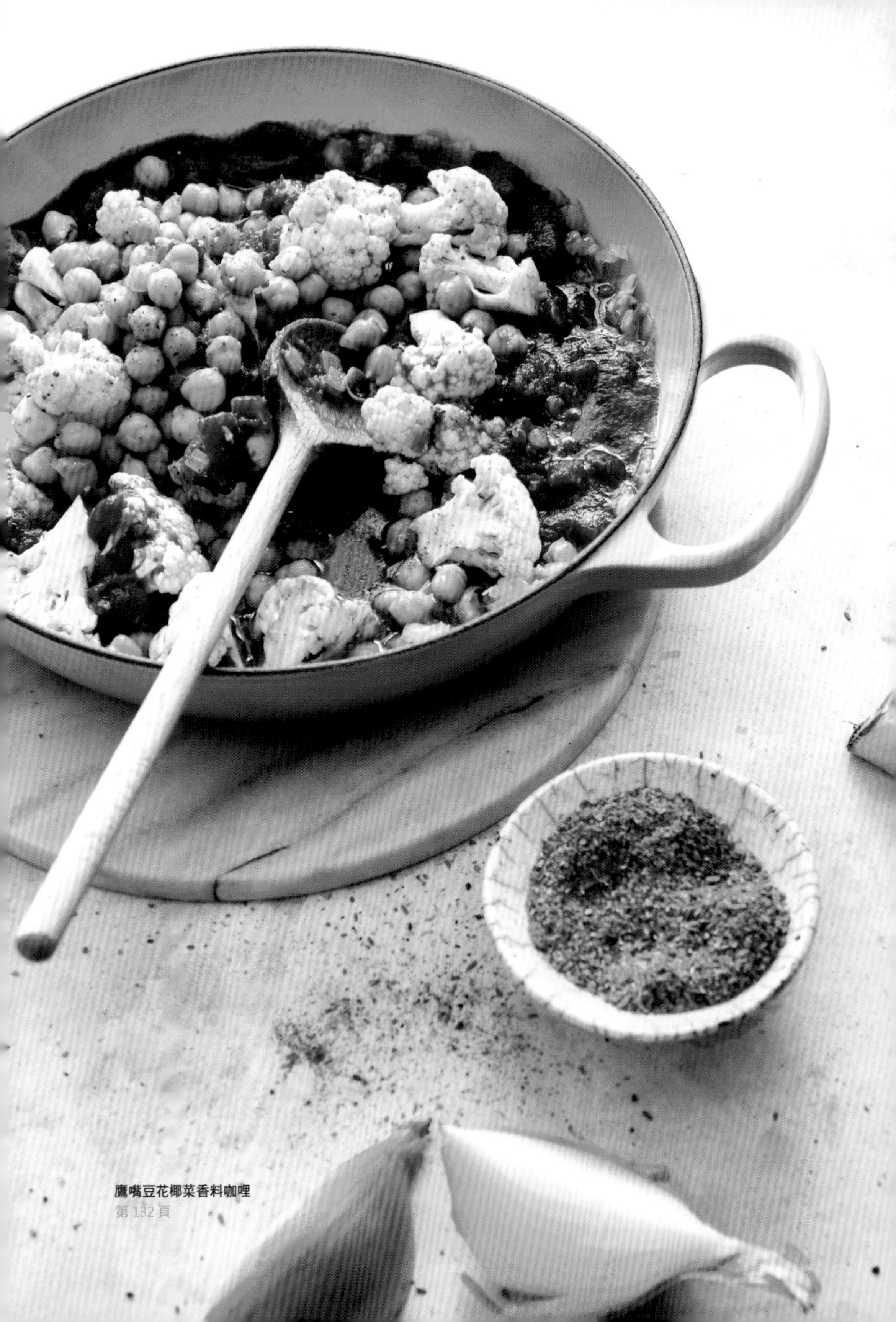

鷹嘴豆花椰菜香料咖哩
第 132 頁

目錄

第一部
由此開始

第二部
食譜大全

推薦序

無論男女，心血管疾病始終是健康的第一殺手。相較於以往，現在的醫學發展主張提供病患多面向及跨學科的醫療照護方式，因而組成心臟血管「次專科」醫療團隊。臨床介入人員、心臟超音波技術士、心胸外科醫生、電生理學家，以及心臟衰竭專家彼此合作無間，提供每一位病患最適當的照護。然而，介入並改善病患飲食習慣同樣非常重要，卻時常受到忽略。

我第一次遇見茱莉·安德魯斯時，她在我診所附近的「學習廚房」（Learning Kitchen）擔任首席營養師。茱莉好心地邀請我參加她的「心臟健康料理」烹飪課。第一次去上課時，我站在不鏽鋼流理台前，盯著桌上排滿的各種烹調用具（我發現其中很多樣我都不熟悉），心裡暗自想：身為一名內科醫師，我總是大力推薦「得舒飲食」及其諸多益處，然而實際上該如何做到這些飲食改變，我能提供的建議卻很少。茱莉上課時先教大家用刀技巧並介紹了各式用具，接著我們就開心地煮了青醬鮭魚、將南瓜以調理棒攪打製作成濃湯，還準備了藍莓奶酥蛋糕。菜色相當健康、富有教育性，同時又符合得舒飲食的原則。

這堂課從此改變了我叮囑病患的方式。單單給予病患醫囑沒有效果，而是要提供實際的互動機會：陪伴病患辨認並戰勝挑戰，引導他們制定專屬的健康目標。這些正是閱讀這本「28 天得舒飲食健康輕體計畫」所能得到的收穫。

發生心肌梗塞後，我們的病患開始配合運動生理治療師與營養師的指導，進行心臟復原計劃。建立運動習慣與健康的飲食模式是復原的關鍵，且難以獨自執行。我最常推薦的方式包含使用智慧型手機上的應用程式，追蹤自己的運動狀況與記錄營養攝取；與本診所內合作的、或當地社區超市常駐的註冊營養師定期面談；正念靜坐冥想；以及參與「社區支持農業計畫」（Community Supported Agriculture）（健康保險通常能給付這個費用），現在我將「28 天得舒飲食健康輕體計畫」一書加入推薦清單中。

安荻・德・桑蒂斯與茱莉・安德魯斯貼心地提供「得舒飲食」的實證資訊，並列出一份 28 天的餐食和運動計畫表。這樣便省去一半的備餐時間，無需煩惱「晚餐要吃什麼？」的問題，又能讓你在廚房度過快樂時光。

身為擁有三個年幼孩子的職業媽媽，家人的晚餐對我來說很重要。我每天面臨到的挑戰便是如何利用冰箱現有且受喜愛的食材、或是將大家願意吃，只需要稍微加工便能成為另一道佳餚的剩菜，製作成新鮮又快速的一餐。

歡迎，且感謝你加入我進入這趟「28 天得舒飲食」之旅 —— 為自己和家人打造永續的健康習慣。這本書不是告訴你哪些事不該做；而是關於哪些事可以做。

安妮・F・凱莉　醫學博士／美國心臟學會院士
助理教授
心臟血管醫學門診主任
心臟血管部門
美國威斯康辛大學　麥迪遜分校

前言

我的客戶和你一樣有著相同的煩惱：他們擔心自己的體重、血壓、飲食與健康。身為一名註冊營養師，同時經營私人執業以推廣健康飲食、減少慢性病風險與體重管理，相信我，市面上流行的各種節食方法我都看過了。無論是低碳、高碳、低脂、高蛋白或其他，真是族繁不及備載。這些飲食法看似琳琅滿目，實際上卻大同小異：它們極端地限制飲食、不易持之以恆，也忽視整體健康。雖然這些節食方法在短時間內能幫助一些人減重，長期看來成功率反而有限。

我可以立刻告訴你：這本書不會遇到這些情形。「得舒飲食」（DASH），為「中止高血壓的飲食方法」（Dietary Approaches to Stop Hypertension）的英文縮寫，和其他減重飲食是完全不同的概念。閱讀這本書你將會發現裡頭沒有強調令人困擾的限制、速成捷徑或是極端的短期改變。「28 天得舒飲食健康輕體計畫」採取全面性途徑，幫助你降低血壓與減重，以成就長期健康。我已幫助數百位客戶理解，改變飲食如何能夠促進健康與生活品質，同樣地，我也能夠幫助你。我喜歡把這個得舒飲食健康輕體計畫想像成開創新人生的前 28 天。飲食法只是一個名目，因為重點不在於什麼「不能」吃——而是把焦點擺在如何攝取多樣化的食物，包括水果、蔬菜、全穀物、堅果、種籽、低脂肉類、乳製品以及，沒錯，油脂和甜食。所有你想吃與期待吃的食物，全都囊括在得舒飲食之中。正因為如此，得舒飲食真的能夠提供一條永續成功的道路，不只能改善飲食習慣與降低血壓，同時也能長期減重。

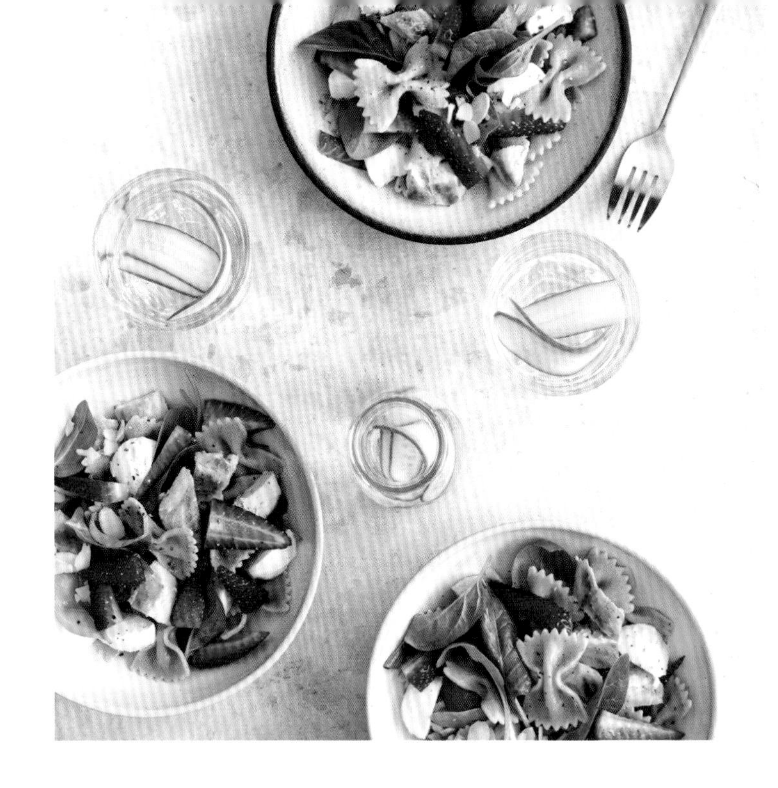

草莓雞肉莫札瑞拉起司
蝴蝶麵沙拉
第 106 頁

繼續看下去之前，我想請你理解所謂的健康飲食其實因人而異。我會傾囊相授關於得舒飲食的所有知識，同時搭配其它方面的指引，以協助你朝更健康的生活方式邁進。我將科學佐證與自身經營營養師事業的經驗結合，提供建議、技巧和實際的解決辦法，讓你有更大的機會成功。若你擁有渴望改變生活方式的決心，我有自信能助你一臂之力。除了飲食相關的指導，本書也提到其它健康生活的要件，包含運動、睡眠，以及壓力管理等方面的知識。我們運用書中所有的知識，條理分明地整理出一套可實際執行的 28 天飲食與運動計畫。書中的核心是 100 道獨特、美味又營養的食譜，全出自我的同事兼本書共同作者──茱莉・安德魯斯之手。讓我們開始學習更多關於「得舒飲食」的知識吧！

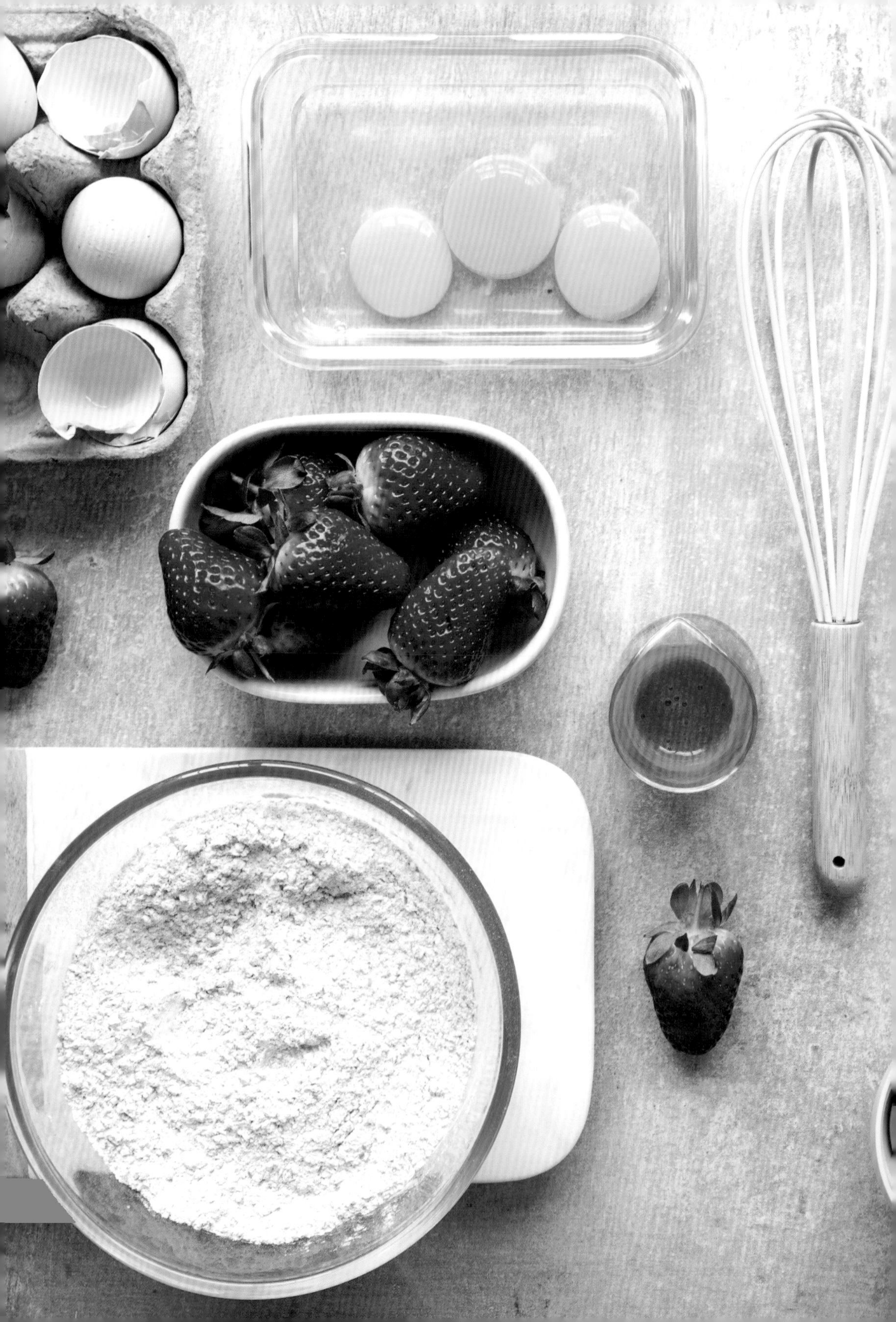

第一部

由此開始

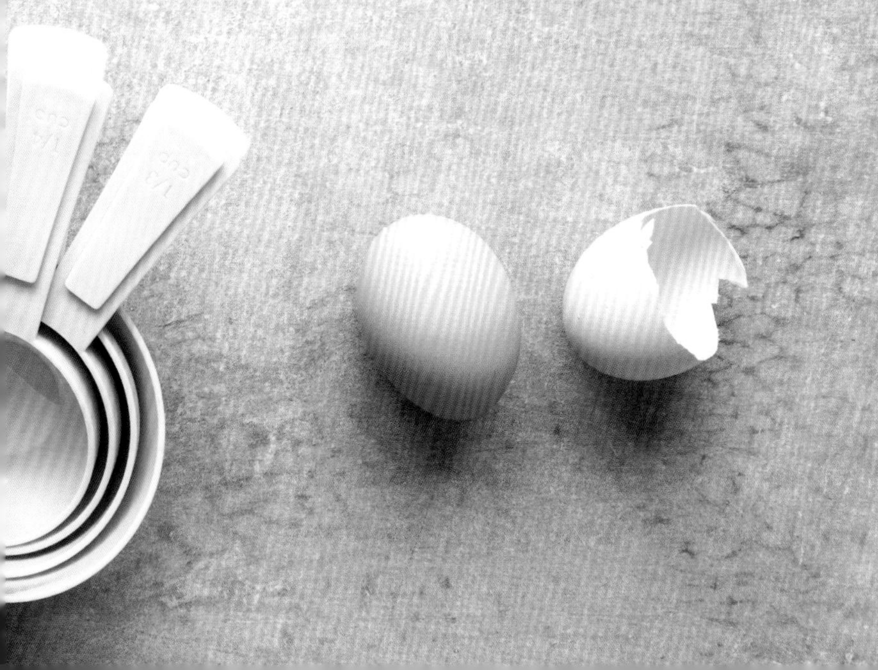

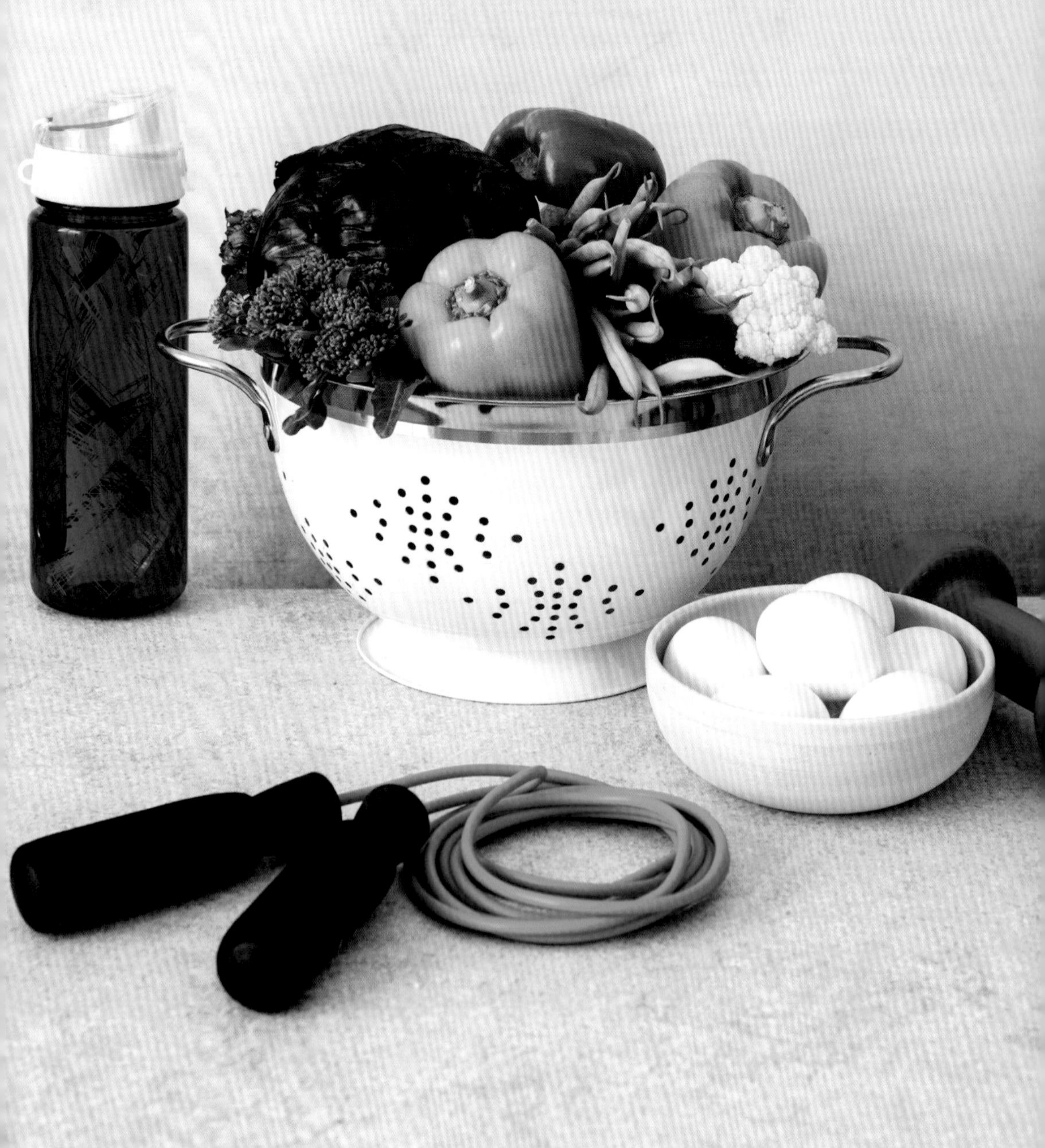

1

得舒飲食基礎概念

得舒飲食代表一種均衡與多樣化的飲食方式，提供實際的營養方針，協助個人朝目標前進。健康飲食往往受到世界各地飲食潮流的影響而複雜化，我們將忽略這些聲音，並專注於一種你有自信的飲食方式。在這裡，我們將進一步探討為何得舒飲食與之前所看過的飲食法更為不同且更優異。

由典型的美式飲食到得舒飲食

一般美國人的飲食習慣確實需要改進。肥胖、糖尿病、高血壓等健康隱憂，已成為常態而非例外。根據 2013-2014 年《國家健康營養調查》（*National Health and Nutrition Examination Survey*）顯示，超過三分之二的美國人口被認定為過重或是肥胖。部分的原因是我們由食物中攝取的熱量，遠高於身體所需與能夠透過肢體運動所消耗的熱量。

更令人擔憂的事實是約每三個美國人當中，就有一人罹患高血壓，同時也是導致心血管疾病最重要的風險因素之一。這些資訊甚至尚未提到，僅有極少數國人攝取足夠的蔬菜和水果等健康食物的事實。

這就是特地針對高血壓所設計和測試的「中止高血壓的飲食方法」（Dietary Approaches to Stop Hypertension，DASH），簡稱「得舒飲食」，出現的原因。這個名詞首度出現於 1997 年《新英格蘭醫學雜誌》中，從此不斷發展至主流社會，並受到《美國新聞與世界報導》評選為 2018 年「最佳健康飲食法」第一名和「最容易遵循的飲食法」第四名。（編按：已蟬聯 8 年第一）

本章節的目的是介紹得舒飲食，並幫助你理解如何搭配全面性的方法來培養健康的生活方式，走在降低血壓、改善心血管健康，同時達成減重目標的道路上。

得舒飲食如何有助於減重與降血壓

得舒飲食強調大量攝取蔬菜、水果、低脂與低飽和脂肪含量的乳製品。由於此飲食法著重食用多元食材，且其中富含天然的鉀、鈣和鎂等元素，因此造就了其有助於降低血壓的特質。

2001 年，得舒飲食醫學團隊針對 1997 年所發表的研究成果進行了追蹤研究，並再次將其結果發表於《新英格蘭醫學雜誌》。這項研究發現將得舒飲食與低鈉飲食結合，降血壓的效果將更為顯著。如同大眾所知，過量攝取鈉或是鹽會增加一些人罹患高血壓的風險。改變飲食習慣同時限制鈉的攝取，已被證實能夠有效降低血壓。這些得舒飲食的試驗及後續許多研究，皆有效證實得舒飲食能大幅降低血壓。

但得舒飲食為何又能幫助想要減重的人呢？由註冊營養師的觀點來看，得舒飲食能以實際且不受限制的方式，提供減去多餘體重的機會。舉例來說得舒飲食包含許多水果和全穀物，這些食材在其它減重飲食法中，往往是受限制或禁止的。

得舒飲食著重營養均衡與適量食用各類食物，因此不難想像，2016 年刊登於《肥胖評論》期刊上一份評論研究總結指出，「得舒飲食在體重管理方面是很好的選擇，尤其適合過重或肥胖的受試者」。

得舒飲食的熱量攝取

得舒飲食的原則是在飲食中涵蓋各式各樣的食物群（Food Group），並依照食物群的個別特質斟酌攝取的份量。這些食物群及其建議攝取份量，取決於年紀、性別和活動量等個人條件。在設定得舒飲食的標準之前，必須先估算個人的熱量需求。以下兩份表格能協助你估算每日身體所需的熱量。

為了得知每日所需的熱量攝取，必須先檢視自己的運動量；缺乏運動的定義是幾乎沒有任何運動；中等活動量是指一天能走 2.4 至 4.8 公里，再加上輕量的運動；而活躍的狀態，是指運動量符合 28 天得舒飲食健康輕體計畫的建議。

女性每日預估熱量需求

年齡	缺乏運動	中等活動量	活躍
19–30	2,000	2,100	2,400
31–50	1,800	2,000	2,200
51+	1,600	1,800	2,100

男性每日預估熱量需求

年齡	缺乏運動	中等活動量	活躍
19–30	2,400	2,700	3,000
31–50	2,200	2,500	2,900
51+	2,000	2,300	2,600

記得，如果你的目標是減重，第一個採取的簡單步驟應是根據上述圖表所建議，減少 250 至 500 大卡的熱量攝取。請參考下方圖表，並搭配第 19 頁的「每日建議攝取份量」指示，大約估算出自己每一種食物群應攝取的份量。有了這些資訊，我希望你能不要太擔心卡路里攝取的確切目標數字，而是把重點放在得舒飲食每日攝取的食物份量所代表的意義。

期望減重女性的每日預估熱量需求

年齡	缺乏運動	中等活動量	活躍
19–30	1,500–1,750	1,600–1,850	1,900–2,150
31–50	1,300–1,550	1,500–1,750	1,700–1,950
51+	1,100–1,350	1,300–1,550	1,600–1,850

期望減重男性的每日預估熱量需求

年齡	缺乏運動	中等活動量	活躍
19–30	1,900–2,150	2,200–2,450	2,500–2,750
31–50	1,700–1,950	2,000–2,250	2,400–2,650
51+	1,500–1,750	1,800–2,050	2,100–2,350

得舒飲食原則

學會辨認得舒飲食所鼓勵攝取的不同食物類型是很重要的事。以下為一些符合得舒飲食原則的飲食建議：簡單來說，應該多吃水果、蔬菜、低脂乳製品、全穀物、魚、雞肉和堅果；少吃飽和脂肪、膽固醇和反式脂肪含量高的食物；鈉、甜食、含糖飲料和紅肉的攝取量應該有所限制。然而要如何做到，以及為什麼要這麼做？讓我們來討論該攝取哪些不同的食物，以及為什麼它們能改善健康。

全穀類與澱粉類蔬菜

老實說，幾乎所有人都愛高碳水化合物的食物，雖然低碳飲食能幫助一些人短期減重，但這並非長久之計，過程肯定也不是很愉悅。得舒飲食不建議避開碳水化合物，而是鼓勵攝取其中含豐富膳食纖維和營養素的澱粉類食物，這點我非常贊同。糙米、藜麥、全麥麵包、全麥義大利麵和（任何品種的）馬鈴薯都是得舒飲食認可的食物。

份量：1 片全麥麵包、½ 杯糙米或藜麥、1 顆中等大小的馬鈴薯或蕃薯。

蔬菜

簡單來說，蔬菜是任何飲食法中最重要的部分。大多數的蔬菜含有大量的鉀，尤其是綠葉蔬菜，對穩定血壓有重要的功效。腎臟負責控制體內液體的平衡，因此在控管血壓上也扮演重要角色。而這項平衡進一步取決於鈉和鉀的攝取量。許多人鈉含量攝取遠高於鉀，因而影響到腎臟適當控管血壓的能力，多數人能透過提高鉀含量和降低鈉含量的攝取來恢復身體平衡。蔬菜含有大量其它健康營養素和抗氧化化合物，從體重管理的角度來看，蔬菜的高纖維含量能增進飽足感，甚至可能預防體重增加。2009 年的《美國營養期刊》（*The Journal of Nutrition*）研究發現，增加膳食纖維攝取的女性，一段時間後體重和體脂肪增加較少。大多數的美國人基本上纖維攝取都不足，全國只有接近一半的人口達到美國心臟協會每日攝取 30 克膳食纖維的建議。

份量：½ 杯煮熟蔬菜，如花椰菜或球芽甘藍、1 杯生蔬菜，如菠菜。

水果

有時候受歡迎的「飲食法」建議別碰水果，因為其中有一定含量的天然糖份。如果你曾聽過這種說法，我希望你能忽視這個觀點並且接受水果。因為水果不但是得舒飲食中非常健康的一環，同時也是益壽和健康的關鍵要素。水果不只特別美味，更富含鉀、纖維和其它重要營養素，能夠幫助我們控制血壓和體重管理。

份量：1 顆中型水果，如蘋果或香蕉、½ 杯水果如藍莓或草莓。

低脂乳製品與替代品

乳製品及其替代品是得舒飲食中重要的一部分，幾個原因如下：這類食物鈣質含量高，能調節負責血管張力的荷爾蒙，對於控制血壓扮演重要角色；高蛋白質能協助體重管理與減重，其不但能使我們有飽足感，身體也需要花更多能量才能將其分解。這充分解釋了為何許多研究，包括 2015 年由《美國臨床營養學雜誌》（*The American Journal of Clinical Nutrition*）所發表的評論，認為攝取足夠的蛋白質更能有效控制體重與食慾。

份量：1 杯低脂牛奶、1 杯無脂優格（包括希臘式優格）、1 杯豆漿、約 43 克低脂乳酪。

瘦肉、家禽、魚及其替代品

這些食材是許多人的主食，也是得舒飲食中蛋白質與鎂的重要來源。全素食或蛋奶素食者，可以安心地將這裡所列的動物性蛋白質，替換成豆類蛋白質來源，例如：豆腐、扁豆和鷹嘴豆等。選肉的時候，較瘦的部位如菲力、沙朗，或牛肋眼，因其脂肪含量較常見肉類低，是較理想的選擇。避免選擇看得出油花的部位，或是在烹調前將多餘的脂肪去除也有幫助。我們建議每週多攝取幾份魚類。

份量：約 28 克煮熟肉類、家禽或魚、1 顆蛋、85 克豆腐。

堅果、種籽與豆科植物

這類食物群很獨特，純粹因為少數植物性食材能同時包含鐵質與蛋白質——這兩樣由動物性蛋白質所提供的重要營養素。不同於大部分的肉類，這類食物群含有大量膳食纖維與對心臟有益的單一不飽和脂肪（monounsaturated fat），同時飽和脂肪的含量相對低許多。

份量：⅓ 杯生食或無鹽堅果／種籽、2 大匙堅果醬、½ 杯煮熟豆科植物（偏好由生的原料開始煮，而非使用鈉含量較高的罐頭食材）。

健康油脂

這類食物群包含我們用於佐料或烹調的食材。當人們聽到健康油脂，常會想到橄欖油和其它植物油，這些顯然是勝過豬油或奶油的較好選擇。即便如此，也要留意用量。除了油脂本身熱量較高之外，有更多的食材如堅果和種籽，除了涵蓋油脂所能提供的多種營養價值，同時還富含能增加飽足感的膳食纖維。我們建議用油和醋自製沙拉醬；若在商店購買，盡量選擇冷藏的產品，並確保閱讀食物標籤，選擇鈉含量最低的產品。本書的食譜章節也有提供對身體較好的沙拉醬配方作為參考。

份量：1 茶匙油、2 大匙低熱量沙拉醬、1 大匙一般沙拉醬。

茱莉大廚的油脂解析

我們希望大部分透過油所攝取的脂肪為不飽和脂肪，僅少數可來自於飽和脂肪。一般建議避免攝取反式脂肪，又稱為氫化油（Hydrogenated Oil）。根據油中的脂肪酸類型以及其加工方式，每一種油脂都有獨特的發煙點或燃點，代表不同種類的油，應有不同的應用。

- 於高溫烹調如燒烤或煎炒時，需使用中性不飽和油脂，像是芥花油或酪梨油。芥花油價格較便宜，但同樣含有 omega-3 脂肪酸。酪梨油也是好選擇，因其成分大部分是單一不飽和脂肪酸，也是所有油類中發煙點最高的油，但價格稍貴一些。這兩種油都是優秀的烹調用油，差別在於個人的選擇與預算。本書大部分的食譜都能使用這些油，我在食譜裡選用「芥花油」是因為這是比較便宜的選項，但兩者皆可使用。若你希望避免基因改造食品，可以選擇有機芥花油，任何標榜有機的食品，依法必須是非基因改造製成。
- 低溫烹調如快炒或製作多數的沙拉醬時，請使用初榨橄欖油，因為其含有大量單一不飽和脂肪。但這種油的發煙點低，不適合用來做高溫燒烤和煎炒。

若油脂開始燒焦，其化學組成會改變，可能不再是健康的選擇。其它種類的橄欖油，如特輕（Extra Light）橄欖油，由於加工方式不同使得發煙點較高。若你喜歡橄欖油的味道，這類油也是適合用於高溫烹調的選擇。製作地中海料理時，我喜歡將橄欖油入菜，因其風味跟這類菜餚很對味。在本書中，你會看到適合使用橄欖油的時機。

市面上有許多其他的油，營養豐富的不單是前面所提到的種類。我們選擇一些常用的油，主要是考慮其營養價值與烹飪用途，並與你分享這些簡單、可以負擔的選項。

最近很受歡迎的椰子油，我們也應該討論一下。關於椰子油的研究結論不大一致，由於它屬於飽和性脂肪卻同時是植物來源，因此我們通常會建議偶爾食用，例如製作穀物棒或烘焙的用途。

甜點

最後能證明「得舒飲食」與其它飲食法截然不同之處，便是可以吃甜點。沒錯，你可以吃甜點，一週甚至可以吃不只一次。事實上對許多人而言，減重飲食之所以難維持，就是因為被限制了選擇。「得舒飲食健康輕體計畫」是一個可長期持續的飲食方式，提倡同時享受美食與健康的人生。所以不必擔心，你還是能適量地品嚐冰淇淋！

份量：½ 杯冰淇淋或優格冰淇淋、1 大匙糖漿、蜂蜜或糖、1 杯果汁或含糖飲料。

鈉

鈉，常見於食物中或加入食物的鹽分，一般人經常過度攝取，也是引發高血壓的要害。如何將鈉的攝取控制在每日 2300 毫克以內，下方會提供實際策略與詳細討論。

目標：剛開始每天少於 2300 毫克（1 茶匙），逐漸減少至一天最多 1500 毫克（¾ 茶匙）。

低鈉生活

對一些人而言，長期攝取過多的鈉會導致高血壓，部分原因是由於造成慢性水腫，最終使血管承受極大壓力。不過，降低飲食中的鹽分，不單是把鹽罐收起來這麼簡單，反而需要透過多面向的方式，才能大幅降低每日鈉攝取量。讓我們來看看，可以從哪三個地方著手以有效降低鈉攝取：

在超市：降低飲食中的鈉，這項任務必須從超市就開始進行。任何盒裝或罐裝的食物，從餅乾到義大利麵醬料，都可能含有非常大量的鈉。最好的策略是仔細閱讀食品標籤，比較同類型食物中的鈉含量，選擇最低的版本，已是低鈉飲食中重要的第一步。

在家：你知道嗎？一茶匙鹽就是「得舒飲食」建議攝取的每日鈉含量上限（2300 毫克）。平常沒有在食物裡加鹽的人不必擔心，但重口味的人，應該考慮用香草、香料或無添加鈉的辛香料作為調味。透過這些辛香料，搭配一些酸味佐料如檸檬汁或醋，味覺上影響不大，漸漸地會減少依賴超市買的高鈉調味料。更棒的是：本書第二部（75 頁）開始，有 100 道美味的低鈉食譜等著你。

外食：任何外面買的餐點，鈉含量絕對比自己料理高出許多，這對已罹患高血壓的人來說是個問題。特別是多醬汁的料理如義大利麵，其它包含薯條或各類湯品都是餐廳中高鹽分的食物。因此，最好設定每週外食次數上限，對於往後生活方式能有重要影響。

啟動你的「得舒飲食」減重計畫

至此，我已經介紹「得舒飲食」的基本概念，也指出其如何以及為何被視為成就健康飲食的秘密武器。但學無止境，隨著本書脈絡發展，你對於均衡飲食、熱量、運動以及餐點規劃的種種問題，也將獲得解答。

你將學到的不只是「得舒飲食」，而是如何將其原則與日常生活無縫接軌，為健康問題提供長遠的解決方法。我知道你滿腦子都在想減重的事，接下來我們會更進一步討論減重為何如此困難，以及如何利用「得舒飲食」包山包海的特性，突破過去限制型飲食所遇到的困難。

從這點出發，我將繼續引導你，全方位檢視健康生活的其它重要面向，提供改善睡眠、運動與壓力管理等實際策略，發揮「得舒飲食」最大功效。

但最重要的是，你將藉由這些好玩又美味的食譜，學習如何改變飲食習慣，並透過 28 天計畫，輕鬆將得舒飲食的原則融入日常生活中，鋪下通往長期健康的道路。

一切由此開始。

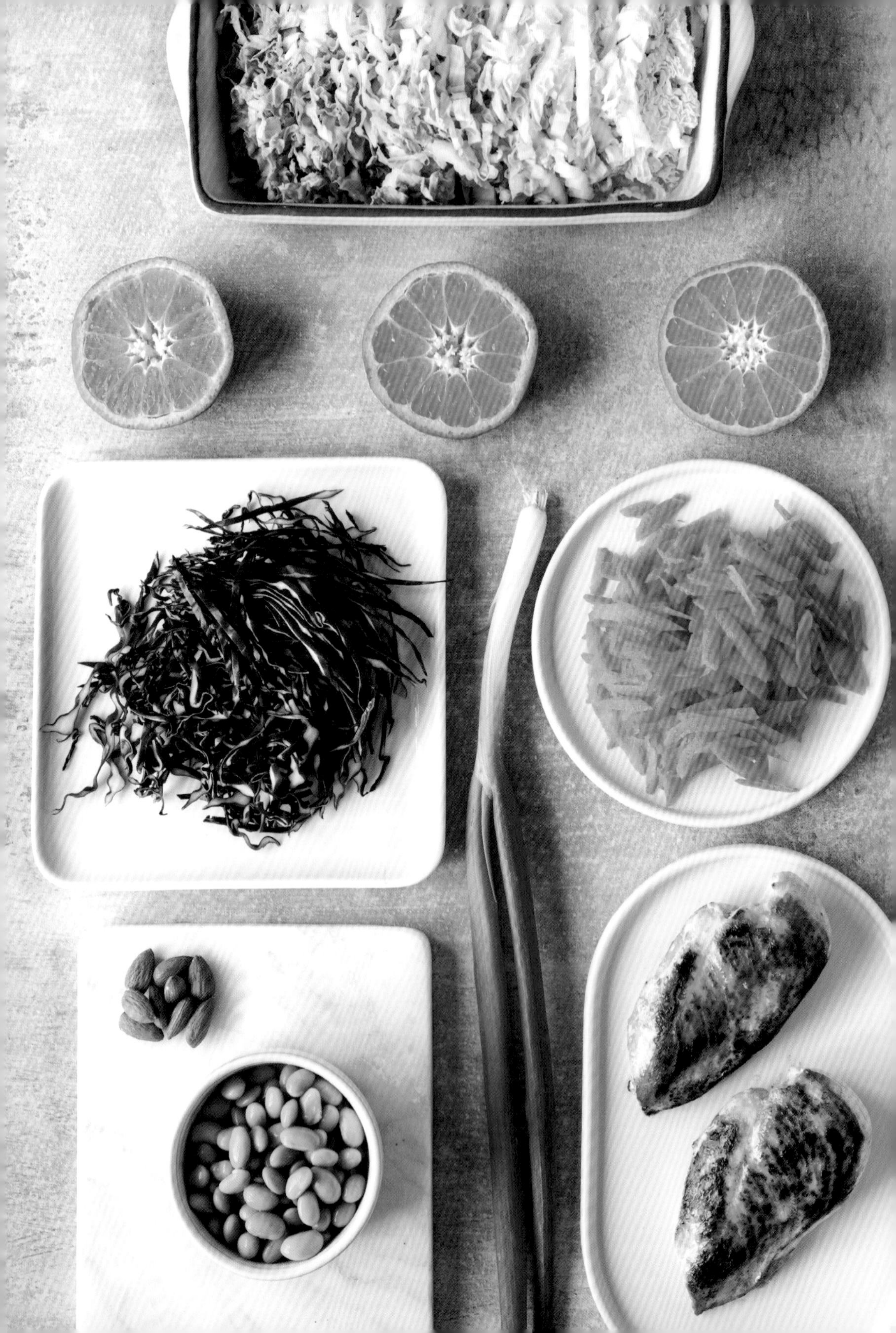

2

對付減重

得舒飲食最棒的是在減重之時，同步為健康和均衡飲食習慣打下良好基礎。即便如此，減重仍是一項挑戰，如何維持減去的體重更是困難。許多人會覺得減重或維持體重很困難，部分原因是其仰賴的飲食模式難以持之以恆。所幸得舒飲食的特點便是不受限制、容易持之以恆，也是相對容易遵守的體重管理方式。本章節我們將學習更多關於減重背後的科學理論，找到實際的策略幫助釐清自我的期望與增進成功減重的機會。

認識卡路里

卡路里代表食物中的熱量。你的身體需要這些熱量，不只用於細胞層面分子的運作，更支援了日常生活中動能的需求。以一般經驗法則來說，若攝入的卡路里較身體所需的多，體重便會隨時間增加；反之，若攝入的量低於所需，體重則會降低。然而，變因不只有這些，個人的基因、荷爾蒙、新陳代謝與活動量，在體重、食物和卡路里攝取的交互作用上，也扮演了重要的角色。

對許多人而言，反覆發生的情況是：攝入的卡路里較身體所需的多，生活方式也趨於靜態，因此不太會消耗額外的卡路里。這樣的組合，體脂肪便會隨著時間大幅增加，特別在腰際線的位置。這為什麼很重要呢？美國疾病防治中心（CDC）將腰圍視為疾病風險的測量單位。腰圍大於 40 寸的男性，和腰圍大於 35 寸且未懷孕的女性，其罹患糖尿病、高血壓，以及心血管疾病的風險較高。

請先參考以下數值：每 450 公克的體脂肪儲存了約 3500 大卡的卡路里。理論上，若攝入的卡路里少於身體維持體重所需的 500 大卡，一週應該可以減去 450 公克的體脂防（500 大卡乘以 7 天等於 3500 大卡，或 450 公克的體脂防）。這個理論提供給許多人一個實際的出發點，但也有些限制。例如，此理論未考量到隨著體重降低，新陳代謝也會改變；因為身體變小，燃燒的卡路里也較少。當然，這是過度簡化的概括論調，但也能部分解釋減重速度會隨著時間遞減的原因。

我們先不談論新陳代謝會隨時間改變這件事，任何想要認真減重的人，起初的目標就是要創造所謂的「負能量平衡」（Negative Energy Balance）。簡單來說，就是攝取少於身體維持目前體重所需的卡路里。《營養與新陳代謝年鑑》（*Annals of Nutrition and Metabolism*）在 2007 年的一項研究結果顯示，無論用什麼策略或方式企圖減重，負能量平衡仍是最重要的驅動力。討論這些研究是為了讓你理解卡路里與減重是很複雜的事，每個人對此的反應也不盡相同。

認識更多關於卡路里的知識後，我要請你將所學先擺一邊。沒錯，這些確實是體重管理的相關要素，也將再次提到，但我不希望你對卡路里的概念過於執著或感到心煩。

卡路里是食物的特質之一，但不是讓你感到飽足、滿足、健康或快樂的因素。食物的種類與份量，在這方面扮演了更重要的角色。往後的討論，我希望你不要忘記這點。

接下來，你將學習食物的適當份量，並瞭解如何能達成每日的攝取目標。這樣就能放下計算卡路里的想法，專注於適當攝取各類食物的份量。

控制份量

得舒飲食最重要的是攝取健康和營養豐富的食物。第二重要則是根據身體需求，以適當頻率食用這些美好的食物。無疑地，遵循得舒飲食原則，無論體重是否改變，對於整體健康和血壓都將有非常正面的影響與益處。然而在減重方面，只要多注意飲食份量，就能同時享受得舒飲食所帶來的多元食物，並持續朝減重目標前進。

份量控制

了解一般食物的份量不但很有幫助，也能讓人大開眼界。
你可以記下這些份量原則：

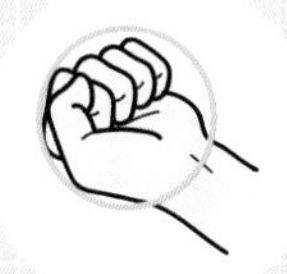
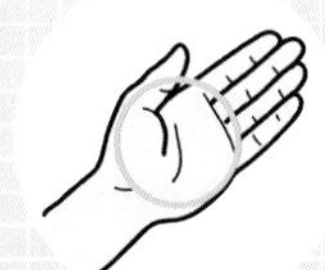
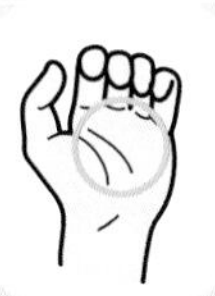
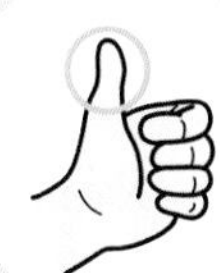
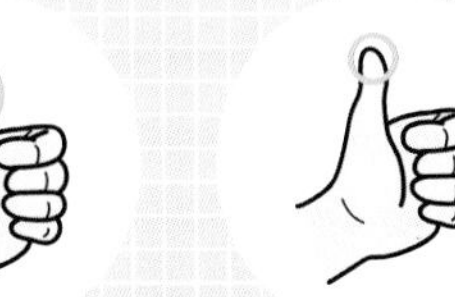

拳頭	**手掌**	**一把**	**拇指大小**	**大拇指指尖**
一杯	約 85-113 公克	約 28 克	約 28 公克或 1-2 大匙	1-2 茶匙
生食 無澱粉 蔬菜	肉類 魚類 家禽	堅果 種籽 橄欖	乳酪 堅果醬	油類 奶油

水果
油類

水
乳製品

全穀類

蔬菜

優質蛋白質（又稱精益蛋白質）

上面這個「健康餐盤」示意圖，能幫助你了解得舒飲食理想的一餐長什麼樣子。最終目的是提供一些準則，讓你每餐都能吃得飽，也吃得營養豐盛。

得舒飲食的支柱包含水果、蔬菜與全穀類澱粉，這些都是缺一不可的要素。每一種對於降低血壓和維持體重皆扮演不可或缺的角色，因此才出現在「健康餐盤」上。蔬菜能讓你覺得飽足與滋養，卻不會攝取過多熱量，應該是每餐份量最多的部分；澱粉類以糙米或藜麥這種全穀物為代表，或澱粉類蔬菜如地瓜。

水果，可以想成健康的飯後點心，在這裡以一顆蘋果、½ 杯莓果或葡萄之類的水果作為代表；蛋白質的重要之處在於提供飽足感，使身體保持強健。選擇方面可用魚肉、油脂低的家禽或紅肉，或是豆腐作為代表；烹調用油保持約一大匙就能管理好熱量，飯後來一份水果當甜點也是很好的選擇。

依每日熱量需求決定食物份量

下方為根據不同卡路里攝取需求，而制定的參考份量列表。由於每個人對熱量的需求差異極大，重要的是如何依照下方圖表的建議，簡單地調整適合自己的份量，如此便能理性地調整個人卡路里攝取的高低。請參考第 5 頁「每日預估熱量需求」列表來決定個人適合攝取的卡路里基準。記得，攝取的卡路里只要低於自身所需熱量的 250 至 500 大卡，便能達到負能量平衡，對減重也是很實際的起點。若你的目標是減重，預估熱量時請務必減少 250 至 500 大卡，或參考第 6 頁的「期望減重熱量需求」圖表。

每日建議份量

食物群	卡路里基準				
	1,400	1,600	1,800	2,000	2,600
五穀類	5-6 份	6 份	6 份	6-8 份	10-11 份
蔬菜	3-4 份	3-4 份	4-5 份	4-5 份	5-6 份
水果	4 份	4 份	4-5 份	4-5 份	5-6 份
乳製品	2-3 份	2-3 份	2–3 份	2-3 份	3 份
肉類、家禽、魚類	3-4 份	3-4 份	4-6 份	4-6 份	6 份
堅果、種籽、豆科植物	每週 3 份	每週 3-4 份	每週 4 份	每週 4-5 份	每天 1 份
脂肪與油類	1 份	2 份	2-3 份	2-3 份	3 份
甜點	每週 3 份	每週 3 份	每週 5 份	每週 5 份	每天 1 份
鈉	少於 2300 毫克	少於 2300 毫克	少於 2300 毫克	少於 2300 毫克	少於 2300 毫克

建議份量是美國國家衛生院針對「得舒飲食」所制定的準則。

現在既然你對各種食物群需要多少份量才能達成目標有更深的了解，便可以依照自身的熱量需求，在下方表格中填入資訊，並進一步檢視各食物群的重要性，以及每一份量實際看起來是多少。

食物群	我的卡路里基準________ 每日食物份量總量
五穀類 （1 份 = 1 片全麥吐司、½ 杯糙米或藜麥、 1 顆中等大小的馬鈴薯或地瓜）	
蔬菜 （1 份 = ½ 杯煮熟蔬菜，如花椰菜或球芽甘藍、 1 杯生食蔬菜，如菠菜）	
水果 （1 份 = 1 個中等大小的水果，如蘋果或香蕉、 ½ 杯水果，如藍莓或草莓）	
乳製品 （1 份 = 1 杯低脂牛奶、1 杯零脂優格，包括希臘優格、 1 杯豆漿、約 43 公克低脂乳酪）	
肉類、家禽、魚類 （1 份 = 約 28 公克煮熟肉類、家禽或魚、1 顆蛋、 約 85 公克豆腐）	
堅果、種籽、豆科植物 （1 份 = ⅓ 杯生食或無鹽堅果／種籽、2 大匙堅果醬、 ½ 杯煮熟豆科植物）	
脂肪與油類 （1 份 = 1 大匙油或人造奶油、2 大匙低脂沙拉醬、 1 大匙一般沙拉醬）	
甜點 （1 份 = ½ 杯冰淇淋或優格冰淇淋、約 28 公克巧克力、 1 個餅乾、1 大匙糖漿、蜂蜜或糖、1 杯果汁或其它含糖飲料）	
鈉 （剛開始每天少於 2300 毫克〔1 茶匙〕，逐漸減少至 一天最多 1500 毫克〔¾ 茶匙〕。）	

本書第四章（請見45頁）提供的餐食計畫，以1600卡路里基準而設計，代表的是51歲以上、活動量大，且期望減重的女性族群。針對不同熱量需求的人，可依照前方的卡路里基準表，試算並調整攝取份量，或是添加幾份點心或配菜（食譜章節也有收錄），讓個人的飲食符合各種食物群的攝取需求。

不是所有卡路里都一樣

我曾提到，以食物之於健康所扮演的角色而言，卡路里很有用但有其限制。舉例來說，相同卡路里含量的紅蘿蔔與冰淇淋，有著其不同的特性，對於健康與飽足感也有截然不同的效果。

我們將半杯果汁與⅓杯杏仁作比較：雖然兩者熱量同為250大卡，對身體產生的效果卻完全不同。大部分的果汁含極少纖維量甚至沒有；杏仁反倒有豐富的纖維。纖維對消化系統很重要，能讓你享受飽足感並驅離飢餓感。果汁甚少有蛋白質；杏仁則是優質蛋白質來源。蛋白質能使你感到滿足，也能提升新陳代謝，因其需要身體耗費更多熱量來分解。一般而言，固體食物較流質食物更能讓我們飽足，但別擔心——有時候你就是想喝果汁不想吃杏仁，這也完全沒問題。

雖然飢餓並非我們進食的唯一理由，但顯然是吃東西的主要動力之一。飲食中多攝取有飽足感的食物，便越能控制飢餓。飽足感能抑制飢餓，由此例子就能看出來。接下來的幾個章節也將會看到，得舒飲食充滿膳食纖維且營養豐富，能讓你持續地感到滿足又健康。

一個全方位策略

身為營養師，我強烈認為想要改善生活品質，最好的方式是改變自己的飲食，但我也知道重要的不只是這樣。採取健康的全方位策略其實是指：除了飲食以外，還必須考量到其他事情，才能發揮自己最大的潛能。

若能掌握這些面向，便更能協助你在飲食上成功地做出改變。大部分的人生活中都有遇過一個很好的例子：壓力飲食。有時候，即便我們發奮圖強，仍會在遭遇困難之時，透過食物尋求慰藉。這是許多人，包括我自己，所親身經歷的狀況，無論在私生活或職場上，都曾發生過這樣的事。當這些壓力大的日子不斷累積，會發生什麼事呢？若一直依賴食物作為紓壓管道，我們的健康飲食與體重管理真的會開始脫軌。因此，尋找和食物無關的紓壓方式便顯得至為重要。

打電話給朋友、散步，甚至是看一本書或雜誌，都是我自己用於避免壓力飲食的策略，你甚至可以考慮住家附近或線上的壓力管理訓練課程。事實上《生物分子學期刊》（*Journal of Molecular Biochemistry*）於 2016 年發表的一項研究便指出，受試者參與一個為期八週的壓力管理計畫後，皆導致體重減少。這類研究提供了一些有趣的觀點，解釋為什麼尋求食物以外的慰藉如此重要，甚至是必要。

我們來分析一下，為什麼營養、運動、壓力管理，以及睡眠是通往健康生活不可或缺的重要環節：

營養

根據世界衛生組織指出，不健康的飲食及攝取過多熱量為全球慢性疾病的首要致病原因。營養是第一個，也應是全方位健康生活的首要環節。

至此，我花了許多篇幅介紹得舒飲食及其降血壓功效、卡路里的科學，以及減重的重要步驟——如何管理熱量攝取。接下來的章節你將看到，28 天得舒飲食健康輕體計畫不但緊扣這些要點，還提供健康生活其它重要環節的協助，例如運動、睡眠，與壓力管理。

運動

希波克拉底（Hippocrates）曾說：「走路是人類最佳的良藥。」運動與健康之間有著強烈的關聯，這點是毋庸置疑的。規律運動對心臟有益，也是健康長壽的關鍵。《心臟病學期刊》（*ISRN Cardiology*）於 2012 年發表的文章顯示，透過運動每週燃燒約 1000 大卡的熱量，是其替健康長壽帶來實質效益的門檻。只要記住，每日以約 5.6 公里的時速走路一小時，一週便能燃燒超過 1000 大卡的熱量。換句話說，你不必成為運動健將也能享受其帶來的好處。再者，醫學期刊《柳葉刀》（*The Lancet*）於 2017 年發表的大型研究結果顯示，無論休閒運動或專業運動，兩者皆與降低罹患心臟疾病有關。

壓力管理

根據美國心理學學會（American Psychological Association ）2010 年的調查，44％的美國人表示過去五年來的壓力程度提升。難以否認的是對許多美國人而言，壓力儼然成為日常生活的一部分，對人體的血壓、體重與整體健康也帶來深刻的負面影響。

2009 年《美國流行病學期刊》（*American Journal of Epidemiology*）一項研究的作者發現，壓力越高與長期增重的關聯便越明顯。先不論其它方面，長期承受壓力會讓人非常難受。或許其難以避免，我們也必須不時面對它，但學習如何適當地管理壓力也是很重要的。在 28 天計畫中會更深入討論壓力管理，讓你的得舒飲食之旅更成功。

睡眠

睡眠品質對健康的影響絕對是被低估的。即便其它方面一切順利，若長期睡眠不足，應該很難覺得自己的狀態良好。不意外的，美國疾病控制與預防中心（CDC）統計顯示，三分之一的美國人睡眠時間未達建議的七小時。

對高血壓而言，為何睡得少會是個問題？2013 年《當今藥物設計》（*Current Pharmaceutical Design*）發表的一份系統綜述顯示，缺乏睡眠會增加罹患高血壓的風險。進行這項研究的人員認為，原因可能是在長時間清醒的狀態下，身體系統因過度刺激而產生一種使血壓升高的壓力，與日常生活中必須面對的壓力來源無異。

不只如此，越來越多研究證明顯示，睡眠是調節新陳代謝的重要因素，特別因其與身體如何回應關鍵荷爾蒙，如胰島素、飢餓素（Ghrelin）與瘦體素（leptin）也有關連。根據 2011 年《臨床營養暨代謝照顧的當前見解》（*Current Opinion in Clinical Nutrition and Metabolic Care*）一項評論指出，缺乏睡眠與增加飢餓感可能有關連，這或許能部分解釋為何失眠與增重會互相影響。

辨認適得其反的生活習慣

健康飲食並非要你徹底顛覆原先的生活，但也需要靜心自省：在目前的飲食方式中，你最感到自豪的部分，以及想改善的部分是什麼？這樣的自省通常很有幫助，能鼓勵你好好思考自己的目標與行為。你就是自身的專家——自我評論和專家給予的建議一樣有價值。

切記，這種自我對話的練習，不是以悲觀或自我批判的角度，而是一種誠實的自我反省，應該為自己採取正面行動而感到驕傲。改善健康的同時，你將更清楚自己的哪些行為，正在阻撓你達成目標。28 天飲食計畫中的「每週習慣記錄表」會是一個很有用的工具，能幫助自省，也能讓你練習培養更健康的習慣。

但究竟什麼是「適得其反的習慣」呢？這裡並不是指「壞習慣」或「破壞性的習慣」，但它可能是沒有幫助的。即便每個人都有獨特的生活方式，在我的客戶裡，卻有一些共同習慣反覆出現。

經常外食：外出用餐沒有什麼問題，但經常外食等於是我們讓自己處於高熱量與高鈉的環境，增加體重管理和降低血壓的困難。

亂吃零食：午餐與晚餐間的長時間間隔對許多人來說是一大考驗。這段時間若無法控制飢餓，大家往往會看到什麼就吃什麼，或是晚餐時間因為太餓而選擇非理想的餐點。

用油過度：油類提供健康的膳食脂肪，也能增添食物風味。但一次使用超過 1 大匙的油，很容易攝取過多熱量，飽足感也相對較低。

壓力或無聊進食：打電話給朋友、散步、泡澡、看書或運動。這些唾手可得且大量和食物無關的選擇，可幫助你避免透過進食來對付情緒。找到適合自己的方式，並且記得，任何時候吃個健康點心，像是一片水果，都沒有關係。

制定目標

成功減重與降血壓取決於個人有效率地適應得舒飲食的能力，你應該依此設定目標。只有成功擁抱全方位且營養均衡的得舒飲食，才能改變自己的健康與體重。以攝取蔬菜為例，讓我們看看一個「聰明」（SMART）的目標該如何制定：

具體（Specific）：目標要具體。例如：我每週要吃更多蔬菜。

可量化（Measurable）：賦予一個數字。例如：我一天要吃五份蔬菜。

可實踐（Achievable）：衡量目前的處境與目標之間的距離。若現在每天吃零份蔬菜，一下跳到五份可能做不到。

切題性（Relevant）：攝取更多蔬菜，這與你的終極目標（採取得舒飲食法）有直接的關連，也是降低血壓，感到飽足、營養與滿足的重要步驟。

時間限制（Time Bound）：訂下時間限制使你對自身的目標負責任。你或許會考慮將 28 天計畫視為達成目標的一個合理時間限制，或是想以週為單位設定目標。

有人會問什麼樣的減重目標才是實際的？讓我先說，建議以中至長期目標作為考量。以月為單位，而非天數或週數，更能讓你享受每日的健康飲食，排除減重過程一些不切實際的期望。從健康觀點來看，一般只要減去目前體重的百分之五到十，便能改善新陳代謝功能指標。我自己的客戶經常發現，當減去這樣的體重後，不但體力變好、腰圍縮小、衣服開始穿得下，最終不會渴望追求繼續減重。

換個角度來看，對體重約 90 公斤的人而言，百分之五到十的體重等於約 4.5 ～ 9 公斤。這數字不小，但也不是天文數字。緩慢且確切地往這個目標前進，一週減去約113到450公克的速度，這對減重者而言是合理的量表。

請記得，每個人的減重速度都不一樣。減重很困難，但這份飲食計畫的成功與否並非取決於減重。能夠開始並且維持減重，取決於許多因素。但長期而言，特別需要由此計畫中找到你能享受並且持續進行的飲食與運動模式。那些減重速度不如預期的人，請別忘了原先參與「得舒飲食」研究而成功降低血壓並改善健康的受試者，**其體重並沒有改變**。無論你的目標是什麼，「得舒飲食」都能讓你變得更健康。

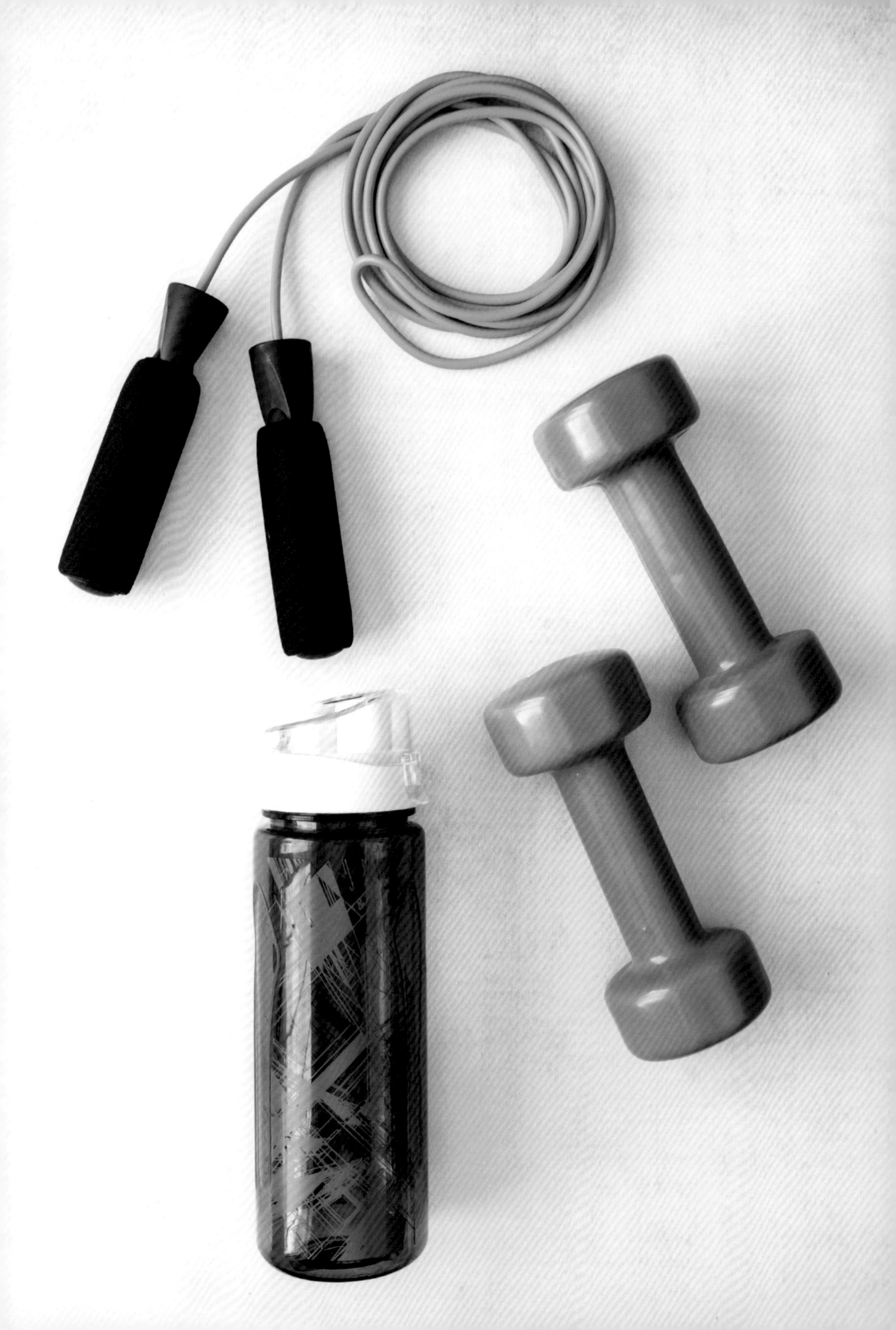

3
運動、壓力管理與睡眠

遵循得舒飲食顯然是 28 天健康輕體計畫的要點，但其並非成功的唯一關鍵。這個章節，我們將教導你要另外採取哪些策略，才能掌握健康生活的其他三大支柱：運動、壓力管理與睡眠。在我的客戶當中，藉由改變飲食而獲得最大益處的人，往往也是那些能掌握生活中其它面向的人。不意外地，更好的壓力管理、延長夜間睡眠，加上規律運動，都是能成功減重的重要因素。

規律運動

無論什麼運動，對人體都有許多好處。這裡的目標，不只是要簡單介紹規律運動能帶來的健康益處，更要提醒你後續的 28 天計畫會包含一套多元且多變的運動菜單，希望所有人都能從中找到喜歡的項目。

得舒飲食雖然著重食物的選擇，不可否認的是規律運動也是能為健康生活帶來加乘效果的一項重要元素。若你是由零開始，要知道，任何運動都比不運動來得好。起初慢慢來，再循序漸進到更充實的運動狀態。美國疾病管制與預防中心認定，每週進行 120 至 150 分鐘的中等強度有氧活動，搭配兩次肌力訓練是較理想的組合，對成人健康有諸多益處，包括：

體重管理效果更好：規律運動搭配飲食調整能支持或加強體重管理的效果，不但是消耗多餘熱量的好方法，更能為本計畫所做的任何飲食改變加分。

降低罹患心血管疾病風險：規律運動的一大好處便是降低血壓，最終也能降低罹患心血管疾病的風險。

降低罹患第二型糖尿病風險：規律運動可以改善血糖控制和胰島素敏感度（Insulin Sensitivity）。

改善心情：規律運動常與改善情緒和降低焦慮感有關。藉由運動所釋放的賀爾蒙及對神經傳遞物質的影響，能為人類大腦的生物化學物質帶來正面影響。

睡得更好：維持規律運動的人較未運動的人睡得更好，部分原因是規律運動能降低壓力與焦慮感。

強健骨骼與肌肉：結合心肺與肌力訓練，對骨骼與肌肉非常好。隨著年紀增長，也能夠使身體機能保持在高效運作狀態。

更長壽：維持規律運動的人，通常較少罹患慢性疾病，壽命也更長。

在 28 天計畫中，你將會看到一週七天內，運動四天即可達成建議的運動量。運動日依項目細分，每天皆有 30 分鐘的有氧運動。我建議初學者慢慢來，漸進式地增加天數，最後達成四天的運動日。除此之外，四天內會有兩天加上力量訓練。結論就是：不必每天運動好幾個小時便能享受其帶來的好處。這個計畫的目的是讓那些準備好且願意嘗試的人，更容易體會運動帶來的好處。說到好處之前，還有一些智慧可以分享，讓你從運動中獲得最佳效果。

運動的最佳效果

和健康飲食的原則一樣，運動也必須謹記一些要點才能夠持之以恆。讓我們列出一些重要事項，幫助你達成最佳的運動效果：

休息日：雖然還沒開始運動，我要先來講「好好休息」的重要性。別忘了，你之所以踏上這趟旅程，就是為了能長期改善健康，而不是在 28 天後將自己燃燒殆盡。雖然一些有運動習慣的人有自信能做得更多更好，我要給廣大讀者們的衷心建議是：傾聽自己的身體，休息幾日使受傷與倦怠的機率降至最低。

拉筋：拉筋是為了預防受傷，讓你在運動與日常生活中皆能保持無痛狀態。無論是運動過後拉筋，或是特別安排的活動如瑜伽，拉筋的好處非常多。

樂在其中：運動沒有對或不對的方式。我們提供的是一套多元的計畫，強調多種不同心肺與肌力訓練的運動。如果其中有些項目你不喜歡，不做也沒有關係。若要維持長期規律運動，就要找到能讓自己享受其中的方式。

了解自己的極限：運動對身體好，但也應該是件好玩的事，只有自己才能使運動保持在好玩的狀態。挑戰自我固然重要，但不要過於心急而受了傷。

掌握自己的進度：雖然這並非必要項目，但有些讀者喜歡紀錄個人的運動進展，或許能激勵自己運動得更久、做更多組等。如果你喜歡競爭的快感，找個運動夥伴，一起進步應該會很好玩。

好好熱身：最後，你的運動規劃若能由適當的熱身流程開始，效果將會更好。包含緩慢開始或是做跟之後類似的運動，但強度先稍微降低一些。

制定一套慣例

得舒飲食中的運動計畫，是依照美國疾病管理局的運動建議而設計，希望能支持你的健康。對某些人來說，28 天計畫可能很有壓力；對其他人來說，可能還不夠。綜觀而言，任何運動慣例都應該至少專注於以下三大訓練項目：

力量訓練：這部分包含運用你的肌肉對抗某種反作用力，例如體重或是啞鈴。這類活動藉由改變靜止代謝率以支持肌肉發展，又能強健骨骼。

有氧運動：又稱心肺適能運動，如典型的慢跑或長跑，促使身體動起來和提升心跳率的運動項目。

機動性、柔軟度與平衡力：運動完拉筋，甚至每週特別安排一天拉筋或做瑜伽，都是能長期維持機動性和預防運動傷害的好辦法。

這一套運動慣例建議結合了心肺與肌力訓練，提供你許多項目作選擇，制定出一套多元的運動策略。

我最佳的建議是選擇能夠兼顧「享受」與「挑戰」的運動類型。記得，28 天計畫過後，也要能夠持續享受運動的好處，因此最好能選擇自己真正喜歡的運動。最後我也會建議，在運動過後或是休息日的時間加上某種拉筋運動。

有氧運動與徒手運動

你的 28 天計畫會建構在這裡詳列的有氧與肌力訓練運動為主。除了多元的有氧訓練項目可供選擇，肌力訓練的項目則分成四大類型：核心、下半身、上半身與全身。從範例來看，理想的肌力訓練應從每一個類型中挑選一種執行。

有氧運動

快走：基本上就是比平常走路速度再快一些，目的也並非單純從 A 點走到 B 點而已。

慢跑：介於快走與跑步之間的中間階段，視健身程度不同，亦可作為其它運動的輔助項目。

跑步：最經典也是大家最熟悉的有氧運動。

開合跳：雖然直接做 30 分鐘的開合跳不太可行，但這項運動很適合搭配清單上其它的項目進行。

跳舞：有跳舞背景的人應該能享受這項優勢。但任何人都可以播放喜歡的歌曲，假裝四下無人盡情跳舞！

跳繩：家中有跳繩嗎？何不把跳繩也視為有氧訓練的一部分，這種類型也很好玩喔。

其它選項（若有適合的裝備）：各種活動如划船、游泳、水中有氧、騎單車、健身和踏步機等，都是有氧訓練的好方法。

為了符合疾病管理中心的參考標準，你的目標應該是每次運動都努力達到 30 分鐘的心肺適能活動。你可以將上述的運動組合，我建議初學者從快走或慢跑開始 —— 或任何自己覺得適合的活動。

核心

平板支撐（Plank）：平板支撐是經典的核心運動，注重腹肌與附近肌群的穩定性與力量訓練。運用臀部肌肉，將前臂貼合地板支撐60秒。初學者可以先從15至30秒開始，再慢慢延長時間。

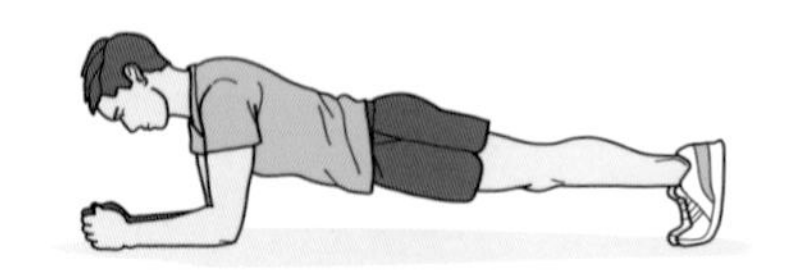

側平板支撐（Side plank）：另一個經典核心項目，也是平板支撐的變化版，著重訓練腹肌中心兩側的腹斜肌。這項運動要做得確實，必須使臀部保持緊縮，避免身體軀幹下垂。

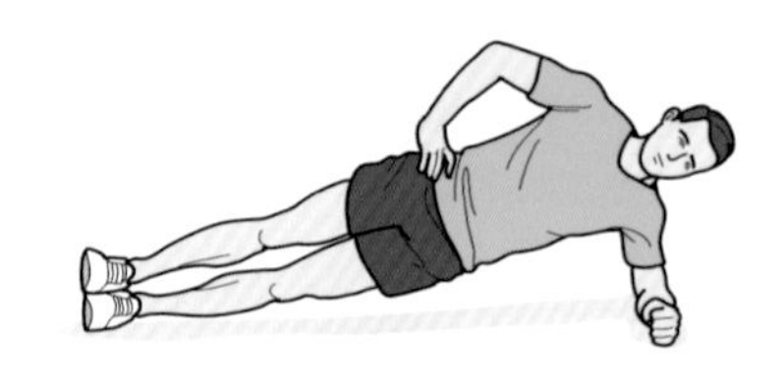

伐木式（Wood chopper）：一個稍微比較動態的項目，透過模擬砍樹的動作，能運用核心肌群的旋轉功能。你可以先從低負重或無重量的方式開始，習慣後再慢慢增加重量。預備動作使腳與肩同寬，背部挺直，膝蓋微彎。若使用啞鈴負重，先以雙手握好，置於大腿外側；扭轉至側邊，將啞鈴往斜上方抬起；手臂保持直線，旋轉腰身，使啞鈴最後停留在另一側肩膀上方。

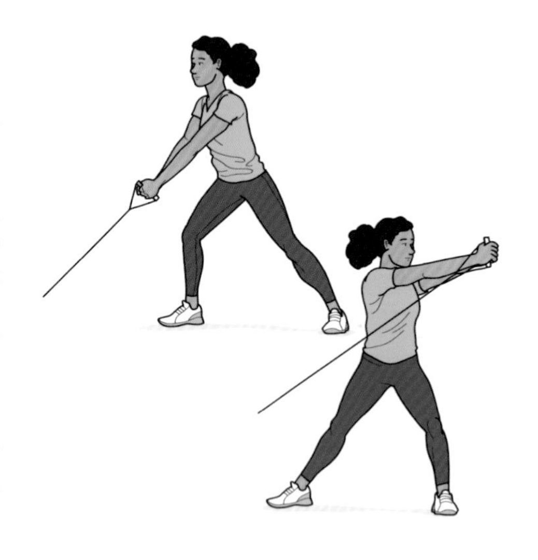

下半身

高腳杯式深蹲（Goblet squat）：雙腳距離稍微寬於肩膀，雙手緊握啞鈴置於胸前。膝蓋屈膝臀部後坐呈深蹲姿勢，將膝蓋與髖關節穩住，蹲至大腿與地面平行。以腳跟的力量將雙腿推回預備姿勢並重複以上動作。若覺得吃力，可使用椅子輔助，深蹲時蹲坐至椅子上。

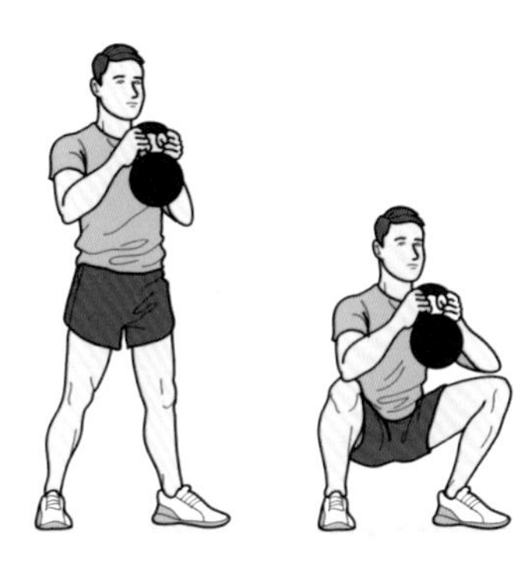

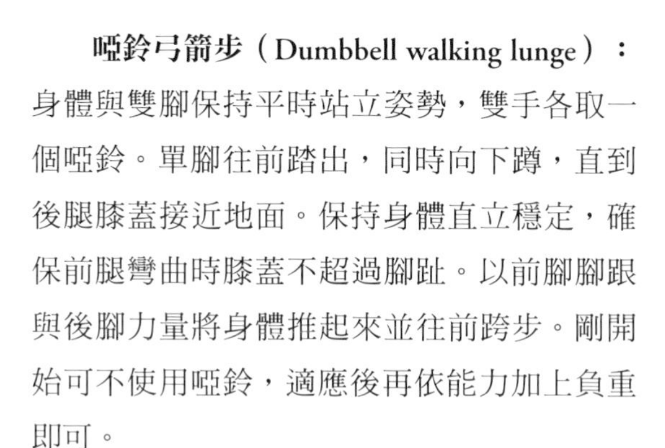

啞鈴弓箭步（Dumbbell walking lunge）：身體與雙腳保持平時站立姿勢，雙手各取一個啞鈴。單腳往前踏出，同時向下蹲，直到後腿膝蓋接近地面。保持身體直立穩定，確保前腿彎曲時膝蓋不超過腳趾。以前腳腳跟與後腳力量將身體推起來並往前跨步。剛開始可不使用啞鈴，適應後再依能力加上負重即可。

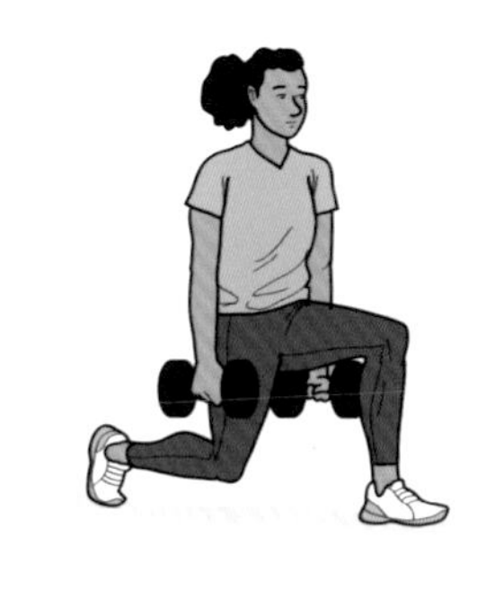

羅馬尼亞硬舉（Romanian dead lift）：不同於深蹲和弓箭步，羅馬尼亞硬舉所使用的主要肌群在腿部後側（大腿後肌）。預備站立姿勢與弓箭步類似，但此時要穩住髖骨，將臀部與髖關節往後壓，使身前的啞鈴自然落下，將臀部夾緊回到預備姿勢。這項運動也可以用單腳進行，以改善平衡與增加核心活化——但負重可能要減輕。

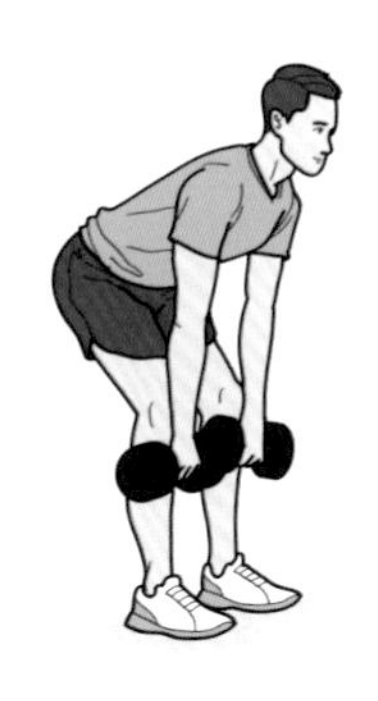

上半身

伏地挺身（Pushups）：這是最重要的徒手運動，幾乎能在任何地方進行。預備時手掌貼地，寬度微寬於肩膀，身體呈一直線。上升和下降的過程必須充分運用核心肌群，並避免手軸往外岔。若無法做連續動作，剛開始可以使雙膝著地；若一般伏地挺身太困難，也可改成對牆伏地挺身。

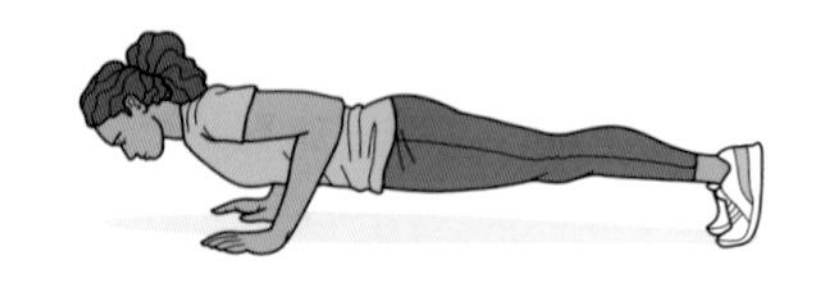

單臂啞鈴划船（Single arm dumbbell rows）：改善背部肌肉較受歡迎的運動之一。將單邊膝蓋與手掌置於健身凳或任何平坦堅固的表面，頭部上仰並保持背部平坦。另一手手掌朝內握緊啞鈴，往前伸展並且稍微延伸，手軸貼合身體，將啞鈴舉起。維持舉起姿勢 1-2 秒，再放鬆回到預備位置。

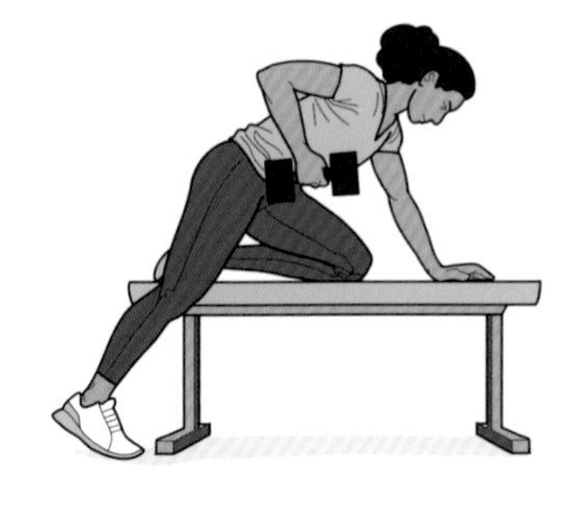

啞鈴肩推舉（Dumbbell shoulder press）：適合鍛鍊上半身與肩膀力量的運動。將一對啞鈴舉至耳朵位置，手掌朝前，手臂向上伸直超過頭部。

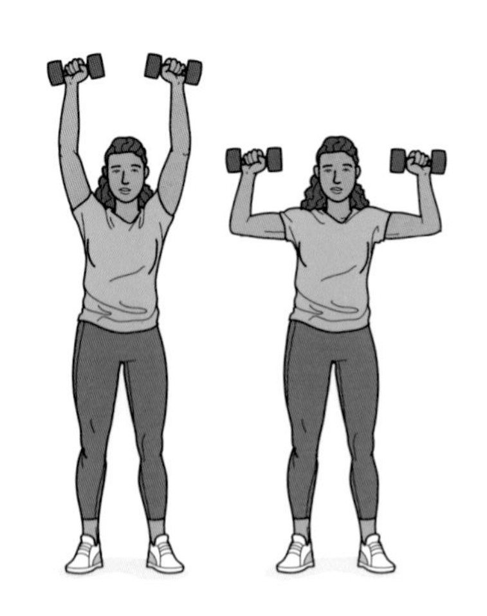

全身

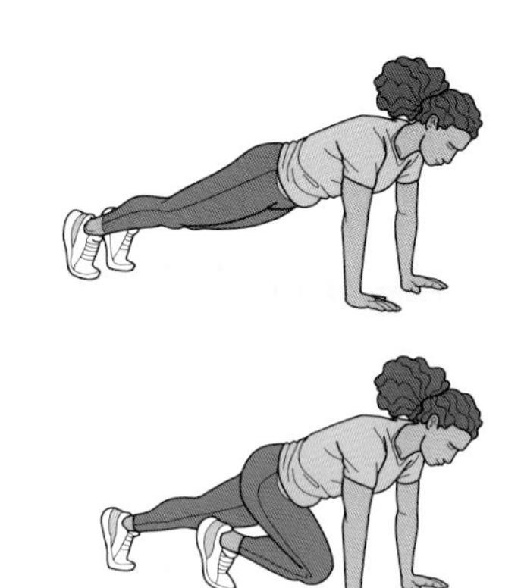

登山者（Mountain climbers）：手腳著地，身體呈一直線，運用腹部與臀部肌肉支撐，姿勢與伏地挺身的挺身動作類似。雙腳快速將膝蓋輪流帶至胸口位置，保持核心緊實狀態。繼續如同跑步一般左、右、左、右的律動，過程中試著努力使脊椎保持直線狀態。

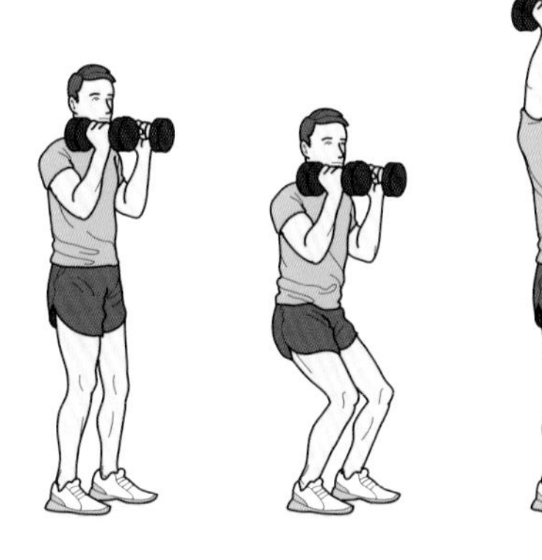

借力推舉（Push press）：這是一個組合動作，結合部分的深蹲與啞鈴肩推舉。使用合適的啞鈴負重，雙腳微寬於肩膀站立，握著重量較輕的啞鈴呈推舉姿勢。身體往下深蹲至可以接受的位置，恢復站姿的同時，將啞鈴高舉過頭部。

波比跳（Burpee；進階動作／自由選擇）：這是一個很經典的全身運動，基本上就是伏地挺身、深蹲與跳躍的動態結合。這項運動特別有效果，但對一些人來說具有挑戰性，因此要量力而為。正確的步驟是由站姿開始，進行深蹲並以手撐住地板，雙腳向後一跳，重量落於腳尖並同時保持核心肌群穩定。接著跳回手掌位置，並再次往上跳同時高舉雙臂。

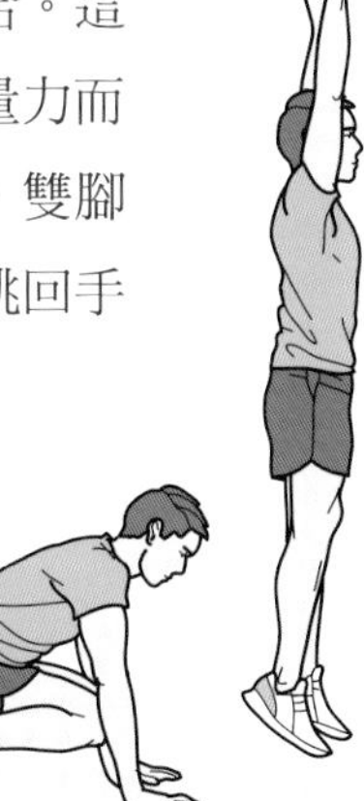

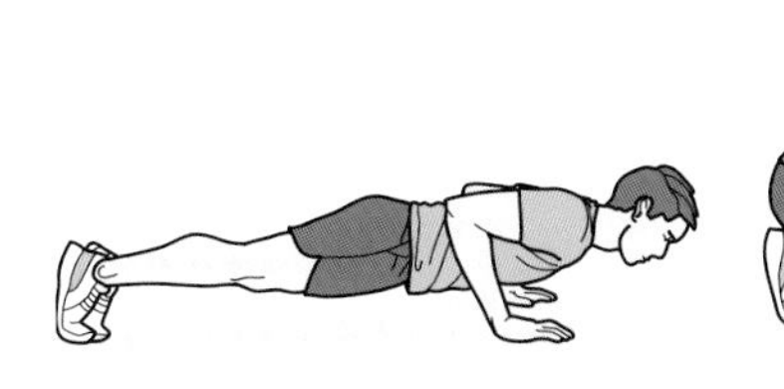

補充水分

適當的喝水以補充水分是一個很重要的習慣養成，能夠幫助維持健康和體重管理。高熱量和低營養的飲料，像是汽水，儼然成為國人常見的熱量來源。以飲用水代替這些飲料，就是邁向健康生活的一大步。利用天然風味，像是擠一點檸檬汁在水裡，便是戒除甜的飲料改喝飲用水的好方法。一般建議女性每日約需飲用 11 杯水；男性則為 14 杯。需記得的是，其中包含食物與飲品中所含的液體，並非只有飲用水。某些含水量很高的食物例如水果和蔬菜；或是咖啡、茶和氣泡水等飲料，都能算入一天的水分攝取量。適量飲水能夠預防便秘，也能與飲食中的纖維相互作用，使腸胃道有效率地運作。

運動迷思

迷思 #1：
力量訓練會讓你全身變壯。

我常遇到不願意進行力量訓練的人，因為擔心身體會看起來更巨大。雖然力量訓練確實會造成肌肉增加的副作用，但由 2014 年《肥胖》（*Obesity*）研究期刊觀察的多元運動項目來看，與力量訓練最有關聯的成果，其實是減少隨年紀增長而變大的腰圍。換句話說，力量訓練不會使肌肉橫行。

迷思 #2：
減重就等於減脂。

我在本書不斷提到的觀點便是，體重往往會誤導自己，而錯估整體健康狀態。根據 2016 年《肥胖評論》（*Obesity Reviews*）期刊發表的系統綜述與統合分析指出，減重並非體脂減少的唯一指標。根據這份研究所示，飲食控制與運動皆能協助減重，但若特別需要減脂，加強運動則會更有效率。這項研究成果説明了飲食與運動相互搭配的重要性。

迷思 #3：
進行有氧運動就夠了。

有氧運動對健康極為重要，但根據 2011 年《美國醫學雜誌》（*American Journal of Medicine*）發表的研究顯示，單純進行有氧運動，並非減重或縮小腰圍最有效率的方式。這就是為什麼結合肌力訓練與有氧運動，同時改變飲食習慣，對企圖減重者格外重要。

壓力管理

不可否認長期壓力累積、體重增加與血壓之間都有關連。雖然我們不一定能控制生活中的壓力，但仍能採取一些方法，進行壓力管理。看看以下三種能更有效管理壓力的獨特策略：

規律運動：既然本書談論關於減重與運動，我將運動列為非常重要的壓力管理策略一點也不為過。即使是低強度運動，也對健康有很大的影響。《健康與地點》（*Health & Place*）期刊近期發表的一項研究顯示，單純在戶外散步也能幫助降低壓力等級。

靜坐冥想：靜坐冥想是一種正念的形式，遇到壓力大的日子，靜坐能立刻改善情緒。許多人心裡經常為生活中的大小事感到無比沈重，包括對自己的期望和要面對的事情，以及近期或長遠的未來。非宗教性的正念冥想可以在一個安靜的房間裡進行，閉眼或睜開眼睛靜坐，重要的是自然的呼吸節奏，注意自己的氣息，以及身體如何回應這樣的節奏。不要企圖控制氣息，也不要讓腦子胡思亂想。先從一天兩、三分鐘開始——相信我，這比想像中更有挑戰性。需要支持或額外助力嗎？試試智慧型手機裡像是 Calm、Headspace 與 The Mindfulness App 等冥想應用程式。

尋求親朋好友的幫助：和你信任且與壓力來源無直接關連的人，分享自己的心情或煩惱。我們往往會小看單純抒發情緒的重要性，以及簡單的事物像是微笑或暢快大笑，如何能幫助我們化解一天的壓力。

戰勝內心的自我懷疑

我們都聽過這句話：「我是自己最嚴厲的批評者。」對大部分的人來說，這句話是真的。很多人會發現：對別人產生同情心，其實比同情自己還來得容易。這就是留心自我同情的用意。如字面所示，留心自我同情有兩個步驟；首先是要留意，也就是細心地關注當下所發生的事情。這項技能可以透過各種冥想練習不斷精進。為什麼專注於當下如此重要？不斷地擔憂和鑽牛角尖，對精神健康不好，也會因此阻撓你成功達成營養的目標。

第二個步驟是自我同情，當你遇到變動或挑戰時，要給予自己等同的理解與同情心。改變飲食方式不簡單，也不應該是件輕鬆的事。無論你離自己的目標多遠或多近，或是能多快適應本書的飲食原則，都要讚賞自己截至目前為止達到的成就。換句話說，你要當自己的啦啦隊。

自我同情的表現，類似於正念與活在當下的能力，都有助於改善心理健康，也能支持自己成功追求本書提供的指引。

睡眠

根據美國睡眠醫學學會（American Academy of Sleep Medicine）與睡眠研究學會（Sleep Research Society）的共同聲明指出，大部分成人的每日建議睡眠時數為至少七小時，但不超過八小時。越來越多的證據顯示睡眠不足與健康不良之間的關連。2006 年《睡眠》（*Sleep*）期刊發表的一項研究指出，每晚睡眠時間未達七小時、特別是不足六小時的人，罹患高血壓的風險較高。有趣的是，同期刊在 2008 年的一項研究同時指出，睡眠時數較建議時數低（五至六小時）或高（九到十小時）的族群，體重增加的比例也較多。

若你經常睡不到七小時或睡不好，就該好好檢視自己的睡眠衛生。有些人或許沒聽過這種說法，但一個人的睡眠習慣經常被稱為「睡眠衛生」；好比擁有良好的口腔衛生，保持口腔健康，下次去看牙醫就不用煩惱；好的睡眠衛生有助於一夜好眠。美國疾病管理中心提出以下注意事項，以改善你的睡眠衛生：

一致性：一週七天都在約相同的時間就寢及起床。

睡眠環境：確保臥室是適合睡眠的氛圍，保持燈光昏暗及涼爽舒適的溫度。有些人偏愛較溫暖或涼爽的睡眠環境，所以要實驗看看，找出自己覺得最好的。

避免電子產品：硬性規定自己，臥室內不能擺放任何電子產品，包括手機也是！可以考慮至少在睡前一小時將設備關機，早上起床試圖仰賴鬧鐘而非手機鬧鈴。這樣就不會過度依賴手機，睡覺時不用開機或放在身旁。

避免睡前大吃大喝：有些人會發現睡前避免吃大餐，或是喝咖啡等飲料，會睡得較好。不過，療癒的草本茶可以是例外。

運動：保持白天活躍，而非晚上才動起來，能使人容易入眠。

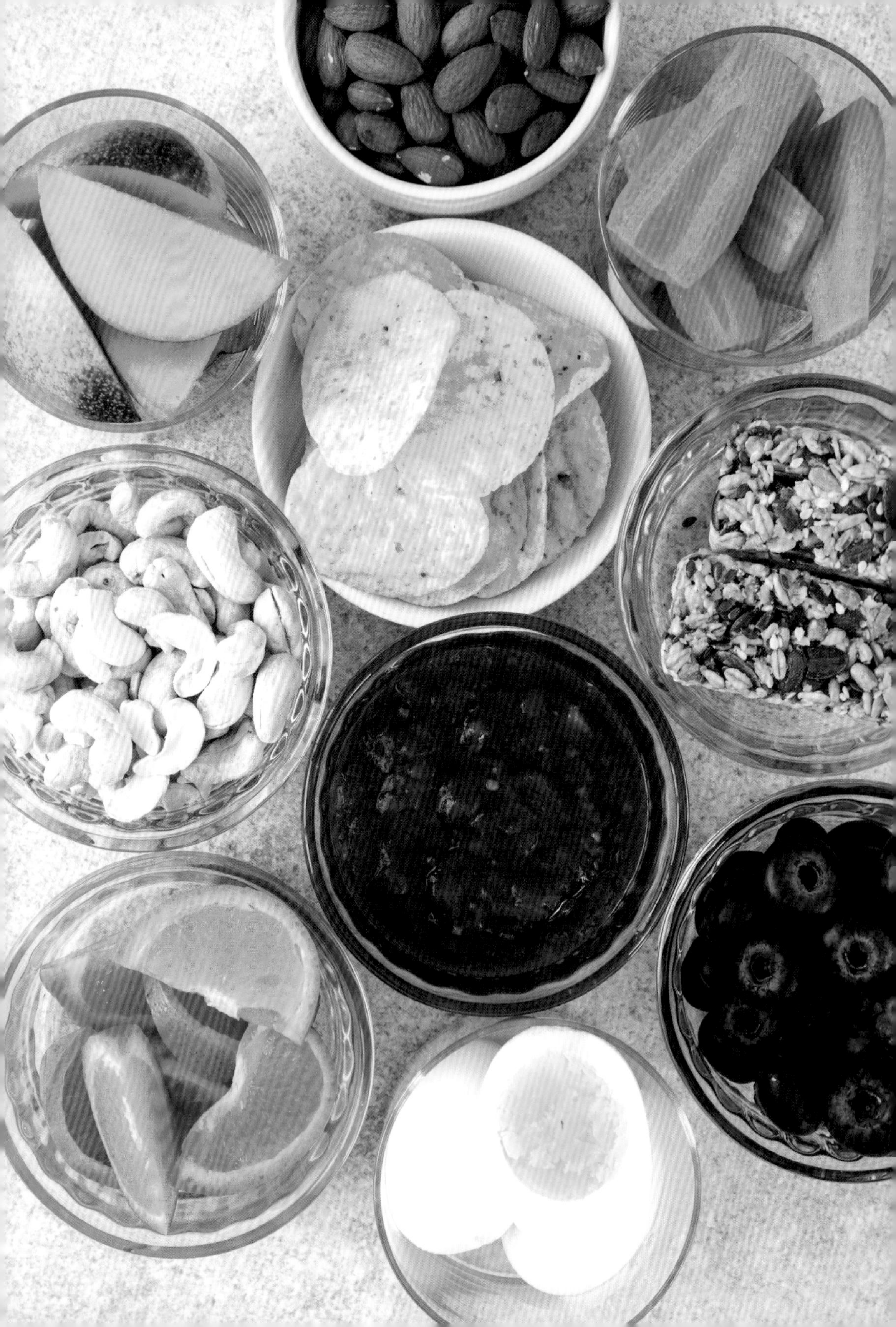

4

28天計畫與之後

目前你已經擁有打造健康生活所需的所有工具，唯獨還缺一套藍圖，引導你如何將每個物件拼湊在一起。這就是本章節存在的原因：28 天計畫會列出接下來該走的每一步，包括詳細又美味的餐食規劃，讓你能邁開步伐，成功適應得舒飲食。我們開始吧！以下列出的餐食計畫是根據每日攝取 1600 大卡而設計，若需要攝取更高或更低的熱量，可以利用熱量對照表來調整攝取量，尤其是增加或減少餐點的食物份量，或是添加一些點心或配菜，以符合攝取不同食物群的需求。本書所提供最好的工具之一，便是由才華洋溢的茱莉．安德魯斯所創作的大量食譜。我和茱莉一同為這些食譜制定出許多營養標準，以確保其符合得舒飲食的原則。換句話說，你可以放心，這些手邊的食譜富含所需的豐富營養，卻少有過量的鈉。

食品儲藏室、冰箱與冷凍庫的常備品

想要簡化和加速每週餐食的規劃，只要在食品儲藏室、冰箱與冷凍庫裡準備幾樣常備品即可。我們列出一份清單，包含 28 天計畫及其之後會固定用到的一些東西。

這裡的許多食材都是製作營養均衡餐點的基石，其它材料則能平衡與增添風味，或讓營養更加分。你手邊應該要準備這些材料，因為後續不會特別列在每週採購清單裡。花一點時間檢查食物儲藏室、冰箱與冷凍庫，看看還缺哪些材料，下次購物時趕緊添購。

食品儲藏室的基本食材

通用（中筋）與全麥麵粉
蘋果醋
泡打粉
小蘇打粉
巴薩米克醋
月桂葉
黑胡椒
芥花油或酪梨油
芹菜籽
辣椒粉
噴霧食用油
玉米澱粉
紅辣椒片
黑糖
黑巧克力碎片
乾燥蒔蘿
乾燥墨西哥奧勒岡葉
乾燥芥末粉
乾燥奧勒岡
乾燥鼠尾草
初榨橄欖油
印度什香粉（可自製，215 頁）
大蒜粉
甜菊糖
砂糖
卡宴辣椒粉
肉桂粉
孜然粉
亞麻籽粉
薑粉
肉荳蔻粉
蜂蜜
辣醬
義大利綜合香料
猶太鹽或海鹽
塔可香料（可自製，216 頁）
傳統燕麥片
洋蔥粉
日式麵包粉
去核椰棗
南瓜派香料
純香草精
紅葡萄酒醋
純米醋
芝麻油
芝麻
煙燻甜椒粉
是拉差（Sriracha）香甜辣椒醬
無糖椰子絲
白葡萄酒醋
全麥低筋麵粉
烏斯特醬（Worcestershire sauce）
黃玉米粉

冰箱與冷凍庫常備品

第戎芥末與黃芥末
低鈉番茄醬
美乃滋
切碎洋蔥
無鹽奶油
無鹽高湯：蔬菜、雞或牛（可自製後冷凍，217 頁）

第一週

踏出第一步，才能走到第二步

第一週的重點在於踏出成功的第一步，不要在意是否能做到完美。視開始的情況，第一週可能會在飲食與運動模式上有很大的改變。

雖然這麼說可能有點誇張，但我希望你把第一週想成是開啟未來人生的第一週，而非 28 天計畫的第一週。在現實生活中，健康飲食與運動都是一生必須費心努力的事情；追求一致和規律，對健康才是最有益的。記住這一點，將來每當朝目標邁進一步時都值得慶祝。也要知道，未來還有很多週可以持續與得舒飲食培養規律、熟悉感與慰藉。

第一週餐點規劃

星期一

早餐
花椰菜起司蛋瑪芬（86 頁）
1 杯／塊中等大小新鮮水果

午餐
地中海風鷹嘴豆鮪魚沙拉（103 頁）
7-8 片全麥蘇打餅乾

晚餐
義式火雞肉餅（167 頁）
香檸四季豆與杏仁（197 頁）

點心
2-3 份；早晨中段、下午和傍晚

星期二

早餐
水蜜桃酪梨果昔（80 頁）
1 顆水煮蛋或炒蛋

午餐
前晚剩的「義式火雞肉餅（167 頁）」
前晚剩的「香檸四季豆與杏仁（197 頁）」

晚餐
炸魚三明治與高麗菜沙拉（120 頁）
1 杯煮熟蔬菜

點心
2-3 份；早晨中段、下午與傍晚

星期三

早餐
花椰菜起司蛋瑪芬（86 頁）
1 杯／塊中等大小新鮮水果

午餐
前晚剩的「炸魚三明治與高麗菜沙拉（120 頁）」
1 杯煮熟蔬菜

晚餐
炭烤豬肉鳳梨烤肉串（179 頁）
½ 杯蓬鬆糙米飯（223 頁）

點心
2-3 份；早晨中段、下午與傍晚

星期四

早餐
美好早晨果昔（79 頁）
1 顆水煮蛋或炒蛋

午餐
前晚剩的「炭烤豬肉鳳梨烤肉串（179 頁）」
½ 杯前晚剩的「蓬鬆糙米飯」（223 頁）

晚餐
週間單鍋火雞肉塔可（166 頁）
1 杯／塊中等大小新鮮水果

點心
2-3 份；早晨中段、下午與傍晚

星期五

早餐
花椰菜起司蛋瑪芬（86 頁）
1 杯／塊中等大小新鮮水果

午餐
前晚剩的「週間單鍋火雞肉塔可（166 頁）」
1 杯／塊中等大小新鮮水果

晚餐
豆腐炒四季豆（125 頁）搭配蓬鬆糙米飯（223 頁）

點心
2-3 份；早晨中段、下午與傍晚

星期六

早餐

烤紅椒與青醬蛋捲（88 頁）

1 杯／塊中等大小新鮮水果

午餐

前晚剩的「豆腐炒四季豆（125 頁）」與「蓬鬆糙米飯（223 頁）」

晚餐

焗烤帕瑪森茄子千層（134 頁）

義式鄉村風麵包蕃茄沙拉（104 頁）

甜點

燕麥黑巧克力碎片花生醬餅乾（203 頁）

點心

1-2 份；早晨中段與下午

星期日

早餐

地瓜鬆餅佐楓糖優格（92 頁）

1 杯／塊中等大小新鮮水果

午餐

華爾道夫雞肉沙拉（102 頁）搭配蜂蜜全麥麵包（224 頁）

½ 杯生蔬菜

晚餐

黑豆燉菜配玉米麵包（146 頁）

綠沙拉佐 2 大匙沙拉醬

甜點

燕麥黑巧克力碎片花生醬餅乾（203 頁）

點心

1-2 份；早晨中段與下午

建議點心

椰子椰棗能量球（191 頁）

鹹甜綜合堅果（195 頁）

一份中等大小水果配 1 大匙天然花生醬

170 克無脂水果風味希臘優格搭配 ½ 杯新鮮水果

1 杯甜椒棒搭配 2 大匙鷹嘴豆泥

第一週備料清單

- 蔬菜和水果切成主餐、點心和配菜所需大小。
- 製做「花椰菜起司蛋瑪芬（86 頁）」。
- 準備「地中海風鷹嘴豆鮪魚沙拉（103 頁）」。
- 煮「蓬鬆糙米飯（223 頁）」。
- 準備「快炒醬料（222 頁）」。
- 想自己做的話，可以先做搭配「華爾道夫雞肉沙拉（102 頁）」的「蜂蜜全麥麵包（224 頁）」。
- 製作「椰子椰棗能量球（191 頁）」和／或「鹹甜綜合堅果（195 頁）」當點心。

第一週採購清單

生鮮蔬果

蘋果（1）

酪梨（3）

香蕉（2）

羅勒葉（1 包）

綠花椰菜（1 小顆）

紅蘿蔔（3）

芹菜（1 小袋）

新鮮香菜（1 把）

綜合高麗菜沙拉（約 283 克）

小黃瓜（1）

茄子（1 大顆）

新鮮水果（8 份／杯切好的水果）

大蒜（1 顆）

薑（1 塊）

四季豆（約 907 公克）

紅／綠葡萄（1 小袋）

黃檸檬（3）
生菜（1小包切絲／1小顆）
萊姆（2）
新鮮平葉義大利香芹（1把）
紅甜椒（2）
墨西哥辣椒（1）
鳳梨（1小顆）
紫洋蔥（2）
蔥（2）
嫩菠菜（4杯）
地瓜（2）
蕃茄（4-5）
小番茄（2杯）
生蔬菜（小紅蘿蔔、小黃瓜、甜椒、其他）（4杯）
黃洋蔥（2）

乳製品

低脂白脫牛奶（1小盒）
切達乳酪絲（1杯）
費達乳酪（¼杯）
莫札瑞拉乳酪絲（½杯）
新鮮莫札瑞拉乳酪（約226克）
帕瑪森乳酪粉（¾杯）
白切達乳酪絲（¾杯）
雞蛋（26）
低脂鮮奶（約1.8公升）
板豆腐（約400公克）
無脂水果風味希臘優格（約170公克）
無脂原味希臘優格（約907公克）

肉類、家禽和魚肉

雞胸肉（約680公克）
白身魚（鱈魚、扁鱈或吳郭魚）（約910公克）
豬腰內肉（約910公克）
長鰭鮪魚（約180公克）
火雞絞肉（約1360公克）

罐頭備品／乾貨

無鹽黑豆（約425公克）
無鹽鷹嘴豆（約425公克）
全麥蘇打餅乾（1小盒）
蘋果汁（1小瓶）
義式蕃茄醬（約680公克）
希臘卡拉瑪塔橄欖（1小罐）
地瓜泥或南瓜泥（約425公克）
烤紅甜椒粉（1瓶）
沙拉醬（1小瓶）
低鈉醬油（1小瓶）
無鹽火烤切丁番茄（約283公克）

冷凍庫

水蜜桃（1.5杯）
任選煮熟蔬菜（2包）

穀類

法國麵包（1小條）
全麥三明治餐包（8）
糙米（1大袋）

食品儲藏室

杏仁片（¼杯）
整顆杏仁（½杯）
腰果（¼杯）
黑巧克力碎片（1小袋）
無糖椰子碎片（2大匙）
天然花生醬（1小罐）
松子（¼杯）
純楓糖（1小瓶）
中東芝麻醬（1小罐）
全穀墨西哥玉米片（1小袋）
切碎核桃（¾杯）

你的運動計劃表

有氧運動應該要持續 30 分鐘，初學者則以此為目標即可；力量訓練的項目應該做 3-4 組，每組做 8-10 個循環；靜止不動的核心運動，如平板支撐，應嘗試每週加長停留時間。

我的運動計畫表

以下是一週運動計畫表，請於表格中填入預計要做的有氧與力量訓練運動項目（來自第 33-37 頁）。

一	二	三	四	五	六	日
有氧：	**有氧：** 核心 下半身 上半身 全身	休 息	**有氧：** 核心 下半身 上半身 全身	休 息	**有氧：**	休 息

你的習慣追蹤表

習慣追蹤表可以自由選擇填寫，但這是一個非常有用的工具，能幫助你紀錄一些本書提倡的重要健康習慣。每晚睡眠八小時、冥想、蔬菜份量達到每天建議攝取量等，都是很重要的習慣養成，透過這份表格就能輕鬆追蹤。

我的習慣追蹤表

除了飲食上的改變，健康生活習慣的養成也很重要。寫出你希望在未來四週能維持的健康生活習慣，並在成功日做記號。

健康習慣	一	二	三	四	五	六	日
喝了8杯水	X		X	X		X	

第二週

動量是物體在移動時的所產生的力量或能量。

無論第一週進展得如何，讀到這一頁表示你已經準備好要迎接第二週了。依我看來，你已經做得非常好。不過，在繼續進行之前，我希望你試著找出在過去一週內自己有哪些事情做得很好，並為此成就感到驕傲。接著，再想想你希望改善哪些地方，並將其視為第二週的重點。如此一來便能漸漸達成最適合自己的得舒飲食，以及一個更健康且活躍的生活方式。

第二週餐點規劃

星期一

早餐
烤根莖類蔬菜總匯（90 頁）搭配完美水波蛋（210頁）
1 杯／塊中等大小新鮮水果

午餐
前晚剩的「黑豆燉菜配玉米麵包（146 頁）」
綠沙拉搭配 2 大匙沙拉醬

晚餐
雞肉丸義大利麵（159 頁）
1 杯煮熟蔬菜

點心
2-3 份；早晨中段、下午與傍晚

星期二

早餐
藍莓椰棗瑪芬（84 頁）
1 顆水煮蛋／炒蛋

午餐
前晚剩的「雞肉丸義大利麵（159 頁）」
1 杯煮熟蔬菜

晚餐
地瓜餅佐經典酪梨醬（130 頁）
1 杯／塊中等大小新鮮水果

點心
2-3 份；早晨中段、下午與傍晚

星期三

早餐
烤根莖類蔬菜總匯（90 頁）搭配完美水波蛋（210頁）
1 杯／塊中等大小新鮮水果

午餐
前晚剩的「地瓜餅佐經典酪梨醬（130 頁）」
1 杯／塊中等大小新鮮水果

晚餐
烤側腹牛排佐糖煮水蜜桃（174 頁）
綠沙拉搭配 2 大匙沙拉醬

點心
2-3 份；早晨中段、下午與傍晚

星期四

早餐

藍莓椰棗瑪芬（84 頁）
1 顆水煮蛋／炒蛋

午餐

前晚剩的「烤側腹牛排佐糖煮水蜜桃（174 頁）」
綠沙拉搭配 2 匙沙拉醬

晚餐

辣豆腐墨西哥蓋飯佐香菜酪梨醬（128 頁）
1 杯／塊中等大小新鮮水果

點心

2-3 份；早晨中段、下午與傍晚

星期五

早餐

烤根莖類蔬菜總匯（90 頁）與完美水波蛋（210 頁）
1 杯／塊中等大小新鮮水果

午餐

前晚剩的「辣豆腐墨西哥蓋飯佐香菜酪梨醬（128 頁）」
1 杯／塊中等大小新鮮水果

晚餐

墨西哥辣椒萊姆鐵板雞佐芒果莎莎醬（160 頁）

點心

2-3 份；早晨中段、下午與傍晚

星期六

早餐

花生醬香蕉燕麥粥（82 頁）
1 杯／塊中等大小新鮮水果

午餐

前晚剩的「墨西哥辣椒萊姆鐵板雞佐芒果莎莎醬」（160 頁）

晚餐

豬腰內肉佐巴薩米克醋漬櫻桃（184 頁）
楓糖芥末球芽甘藍與烤核桃（198 頁）

甜點

萊姆櫻桃「無乳」冰淇淋（202 頁）

點心

1-2 份；早晨中段與下午

星期日

早餐

希臘式早餐總匯炒蛋（87頁）
1 片全麥土司配 1 茶匙無鹽奶油

午餐

前晚剩的「豬腰內肉佐巴薩米克醋漬櫻桃（184 頁）」與「楓糖芥末球芽甘藍與烤核桃（198 頁）」

晚餐

鮮蝦玉米巧達濃湯（114 頁）
綠沙拉搭配 2 大匙沙拉醬

甜點

萊姆櫻桃「無乳」冰淇淋（202 頁）

點心

1-2 份；早晨中段與下午

建議點心

烤根莖類蔬菜片搭配法式洋蔥優格沾醬（192 頁）
一口吃花生醬香蕉蛋糕（206 頁）
15 片全穀墨西哥玉米片搭配 ½ 杯第一週剩下的簡易蕃茄莎莎醬（211 頁）
1 份低脂乳酪條與 1 個中等大小水果

第二週備料清單

- 蔬菜和水果切成主餐、點心和配菜所需大小。
- 「烤根莖類蔬菜總匯（90 頁）」與「完美水波蛋（210頁）」
- 製作「藍莓椰棗瑪芬（84 頁）」

- 醃製「墨西哥辣椒萊姆鐵板雞佐芒果莎莎醬（160頁）」的雞肉。
- 若要當點心吃，先做「烤根莖類蔬菜片搭配法式洋蔥優格沾醬（192頁）」與「一口吃花生醬香蕉蛋糕（206頁）」。
- 製作「蜂蜜全麥麵包（224頁）」當作烤吐司（可自由選擇）。

第二週採購清單

生鮮蔬果

酪梨（4）
香蕉（8）
甜菜根（1）
球芽甘藍（約907克）
紅蘿蔔（2）
香菜（1把）
新鮮水果（8份／杯切好的水果）
大蒜（1顆）
羽衣甘藍（1把／2杯切碎）
萊姆（5）
芒果（1）
紫洋蔥（3）
黃洋蔥（2）
新鮮平葉義大利香芹（1把）
防風草（2）
水蜜桃（2）
墨西哥辣椒（1）
甜椒（3）
育空黃金馬鈴薯／紅皮馬鈴薯（5小顆）
青蔥（2）
嫩菠菜（4杯）
地瓜（5小或中等大小）
小番茄（約475公克）
新鮮蔬菜（小紅蘿蔔、小黃瓜、甜椒、其他）（4杯）

乳製品

費達乳酪（1小盒）
帕瑪森乳酪粉（2大匙）
低脂條狀起司（1袋）
雞蛋，大顆（21）
低脂牛奶（約1.8公升）
板豆腐（約396公克）
無脂原味希臘優格（約907公克）

肉類、家禽和魚肉

無骨去皮雞胸肉（約453公克）
雞絞肉（約907公克）
豬腰內肉（約907公克）
無殼去腸泥生蝦仁（約453公克）
側腹牛排（約680公克）

罐頭備品

無鹽黑豆（約950公克）

冷凍食品

藍莓（1杯）
櫻桃（約340公克）
甜玉米（4杯）

穀物

全麥麵包（如果要烤吐司）（1條）
全麥義大利麵（約453公克）
墨西哥玉米片（1小袋）

食品儲藏室

切碎核桃（¼杯）

你的運動計劃表

有氧運動應該要持續 30 分鐘，初學者則以此為目標即可；力量訓練的項目應該做 3-4 組，每組做 8-10 個循環；靜止不動的核心運動，如平板支撐，應嘗試每週加長停留時間。

我的運動計畫表

以下是一週運動計畫表，請於表格中填入預計要做的有氧與力量訓練運動項目（來自第 33-37 頁）。

一	二	三	四	五	六	日
有氧：	有氧： 核心 下半身 上半身 全身	休 息	有氧： 核心 下半身 上半身 全身	休 息	有氧：	休 息

你的習慣追蹤表

習慣追蹤表可以自由選擇填寫，但這是一個非常有用的工具，能幫助你紀錄一些本書提倡的重要健康習慣。每晚睡眠八小時、冥想、蔬菜份量達到每天建議攝取量等，都是很重要的習慣養成，透過這份表格就能輕鬆追蹤。

我的習慣追蹤表

除了飲食上的改變，健康生活習慣的養成也很重要。寫出你希望在未來四週能維持的健康生活習慣，並在成功日做記號。

健康習慣	一	二	三	四	五	六	日
喝了8杯水	X		X	X		X	

第三週

第三次就能見效！

或者，在這裡代表的是，第三週就能見效。我希望到了這裡，在經歷整整兩週的練習，你的自信與自我效能都有所成長。過完第三週後，也能在 28 天計劃的最後一週以及未來的日子不斷進步。理論上，我希望到了這週，得舒飲食對你來說已經是很自然的一件事。此時必須誠實地面對自己，檢視飲食計畫中哪些部分或許對你無效。這一週內你可以自由嘗試不同方法、食物或運動，對症下藥並儘速解決問題，而不是拖延到日後更難處理。

第三週餐點規劃

星期一

早餐

蘑菇百里香烘蛋（89 頁）
1 杯／塊中等大小新鮮水果

午餐

酪梨蛋沙拉（105 頁）
½ 杯生蔬菜

晚餐

烤鮭魚佐阿根廷青醬（150 頁）
烤玉米毛豆沙拉（196 頁）

點心

2-3 份；早晨中段、下午與傍晚

星期二

早餐

芒果鳳梨綠果昔（78 頁）
1 顆水煮蛋／炒蛋

午餐

酪梨蛋沙拉（105 頁）
½ 杯生蔬菜

晚餐

烤蔬菜墨西哥捲餅（136 頁）
前晚剩的「烤玉米毛豆沙拉（196 頁）」

點心

2-3 份；早晨中段、下午與傍晚

星期三

早餐

蘑菇百里香烘蛋（89 頁）
1 杯／塊中等大小新鮮水果蛋

午餐

前晚剩的「烤蔬菜墨西哥捲餅（136 頁）」
1 杯／塊中等大小新鮮水果

晚餐

鷹嘴豆花椰菜香料咖哩（132 頁）
綠沙拉搭配 2 大匙沙拉醬

點心

2-3 份；早晨中段、下午與傍晚

星期四

早餐

芒果鳳梨綠果昔（78 頁）
1 顆水煮蛋／炒蛋

午餐

前晚剩的「鷹嘴豆花椰菜香料咖哩（132 頁）」
綠沙拉搭配 2 大匙沙拉醬

晚餐

高麗菜捲火雞肉飯（168頁）
1 杯／塊中等大小新鮮水果

點心

2-3 份；早晨中段、下午與傍晚

星期五

早餐

蘑菇百里香烘蛋（89 頁）
1 杯／塊中等大小新鮮水果

午餐

前晚剩的「高麗菜捲火雞肉飯（168 頁）」
綠沙拉搭配 2 大匙沙拉醬

晚餐

燉牛肉與香濃玉米粥（180 頁）
1 杯煮熟蔬菜

點心

2-3 份；早晨中段、下午與傍晚

星期六

早餐

全麥亞麻籽格子鬆餅佐草莓醬（94 頁）
1 杯／塊中等大小新鮮水果

午餐

前晚剩的「燉牛肉與香濃玉米粥（180 頁）」
1 杯煮熟蔬菜

晚餐

印度香料烤雞肉串（158頁）
茴香葡萄馬鈴薯沙拉佐龍蒿醬（200 頁）

甜點

烤李子搭配香草優格冰淇淋（201 頁）

點心

1-2 份；早晨中段與下午

星期日

早餐

地瓜鬆餅佐楓糖優格（92 頁）
1 杯／塊中等大小新鮮水果

午餐

前晚剩的「印度香料烤雞肉串（158 頁）」與「茴香葡萄馬鈴薯沙拉佐龍蒿醬（200 頁）」

晚餐

經典辣味牛肉醬（116 頁）
綠沙拉搭配 2 匙沙拉醬

甜點

烤李子搭配香草優格冰淇淋（201 頁）

點心

1-2 份；早晨中段與下午

建議點心

香脆肉桂蘋果片（190 頁）
爐烤起司爆米花（194 頁）
中等大小水果搭配 2 大匙天然花生醬
170 克無脂水果風味希臘優格搭配 ½ 杯新鮮水果
1 杯甜椒棒搭配 2 大匙優格沙拉醬

第三週備料清單

- 蔬菜和水果切成主餐、點心和配菜所需大小。
- 製作「蘑菇百里香烘蛋（89 頁）」。
- 煮 11 顆水煮蛋。
- 製作「酪梨蛋沙拉（105 頁）」。
- 烤甜玉米，用來製作「烤玉米毛豆沙拉（196 頁）」和「烤蔬菜墨西哥捲餅（136 頁）」。
- 製作「蓬鬆糙米飯（223 頁）」。
- 如果需要點心，製作「香脆肉桂蘋果片（190 頁）」與「爐烤起司爆米花（194 頁）」。

第三週採購清單

生鮮蔬果
蘋果（3）
酪梨（2）
羅勒（1 盒）
高麗菜（1 顆）
白花椰菜（1 顆）
香菜（1 把）
甜玉米（6 枝）
茄子（1）
茴香（1 顆）
新鮮水果（8 塊／杯切好的水果）
蒜頭（1 顆）
薑（1 塊）
紅葡萄（2 杯）
黃檸檬（2）
萊姆（2）
切片蘑菇（2 杯）
紫洋蔥（1）
黃洋蔥（4）
新鮮平葉義大利香芹（1把）
墨西哥辣椒（1）
甜椒（2）
李子（4 大顆）
育空黃金或紅皮馬鈴薯（4）
青蔥（2）
紅蔥頭（1 大顆）
嫩菠菜或羽衣甘藍，切碎（6 至 8 杯）
草莓（4 杯）
龍蒿（Tarragon）（1 包）
百里香（1 包）
小番茄（4 杯）
生蔬菜（小紅蘿蔔、小黃瓜、甜椒、其他）（4 杯）

乳製品
墨西哥風味乳酪絲（1½ 杯）
帕瑪森乳酪粉（¼ 杯）
瑞士乳酪絲（1½ 杯）
大顆雞蛋（36）
柳橙汁（1¼ 杯）
低脂牛奶（約 1.8 公升）
無脂水果風味希臘優格（約 340 公克）
無脂原味希臘優格（約 907 公克）

肉類、家禽與魚肉
牛肩肉（約 907 公克）
無骨去皮雞胸肉（約 453 公克）
鮭魚（約 453 公克）
火雞絞肉（約 680 公克）

罐頭食品
無鹽黑豆（約 425 公克）
無鹽鷹嘴豆（約 850 公克）
椰奶（約 425 公克）
地瓜泥或南瓜泥（約 425 公克）
沙拉醬（1 小瓶）
無鹽碎蕃茄（約1275公克）
無鹽切丁小番茄（約 425 公克）

冷凍食品
去殼毛豆（2 杯）
切丁芒果（2 杯）
切丁鳳梨（2 杯）
香草優格冰淇淋（1 小盒）

穀物
爆米花粒（1 小袋）
8 吋全麥墨西哥薄餅（8 片）

食品儲藏室
杏仁片（¼ 杯）
營養酵母粉（1 小瓶）

你的運動計劃表

有氧運動應該要持續 30 分鐘，初學者則以此為目標即可；力量訓練的項目應該做 3-4 組，每組做 8-10 個循環；靜止不動的核心運動，如平板支撐，應嘗試每週加長停留時間。

我的運動計畫表

以下是一週運動計畫表，請於表格中填入預計要做的有氧與力量訓練運動項目（來自第 33-37 頁）。

一	二	三	四	五	六	日
有氧：	有氧：	休息	有氧：	休息	有氧：	休息
	核心		核心			
	下半身		下半身			
	上半身		上半身			
	全身		全身			

你的習慣追蹤表

習慣追蹤表可以自由選擇填寫，但這是一個非常有用的工具，能幫助你紀錄一些本書提倡的重要健康習慣。每晚睡眠八小時、冥想、蔬菜份量達到每天建議攝取量等，都是很重要的習慣養成，透過這份表格就能輕鬆追蹤。

我的習慣追蹤表

除了飲食上的改變，健康生活習慣的養成也很重要。寫出你希望在未來四週能維持的健康生活習慣，並在成功日做記號。

健康習慣	一	二	三	四	五	六	日
喝了8杯水	X		X	X		X	

第四週

寫出第一章節，就是完成一本書的第一步。

先聽我的，將自己的健康飲食歷程想像成一本書。現在，就快完成第一章了。雖然離故事完結還有很長的路要走，但也該為自己截至目前為止所付出的努力喝采。最後一週，除了是 28 天計畫的尾聲，也代表著你將成為一名健康、均衡且多元飲食者的起點。完美與否並不重要，重要的是堅持。走到這一步，你已經學到許多關於自己與得舒飲食的知識。往後，這本書也將成為你通往成功與健全發展路途上的參考與支持，恭喜！

第四週餐點規劃

星期一

早餐
馬鈴薯蔬菜早餐砂鍋（91 頁）
1 杯／塊中等大小新鮮水果

午餐
經典辣味牛肉醬（116 頁）
綠沙拉搭配 2 大匙沙拉醬

晚餐
雞肉橘瓣沙拉佐芝麻薑汁醬（98 頁）

點心
2-3 份；早晨中段、下午與傍晚

星期二

早餐
馬鈴薯蔬菜早餐砂鍋（91 頁）
1 杯／塊中等大小新鮮水果

午餐
前晚剩的「雞肉橘瓣沙拉佐芝麻薑汁醬（98 頁）」

晚餐
蕃茄橄欖貓耳朵麵佐羅勒青醬（139 頁）
1 杯／塊中等大小新鮮水果

點心
2-3 份；早晨中段、下午與傍晚

星期三

早餐
馬鈴薯蔬菜早餐砂鍋（91 頁）
1 杯／塊中等大小新鮮水果

午餐
前晚剩的「蕃茄橄欖貓耳朵麵佐羅勒青醬（139 頁）」
1 杯／塊中等大小新鮮水果

晚餐
菠菜費達乳酪鮭魚堡（152 頁）
綠沙拉搭配 2 大匙沙拉醬

點心
2-3 份；早晨中段、下午與傍晚

星期四

早餐

蘋果肉桂隔夜燕麥粥（81 頁）

1 顆水煮蛋／炒蛋

午餐

前晚剩的「菠菜費達乳酪鮭魚堡（152 頁）」

綠沙拉搭配 2 大匙沙拉醬

晚餐

墨西哥焗烤雞肉玉米餅千層（162 頁）

1 杯／塊中等大小新鮮水果

點心

2-3 份；早晨中段、下午與傍晚

星期五

早餐

黑巧克力核桃能量棒（83 頁）

1 杯／塊中等大小新鮮水果

午餐

前晚剩的「墨西哥焗烤雞肉玉米餅千層（162 頁）」

1 杯／塊中等大小新鮮水果

晚餐

鮭魚酪梨科布沙拉佐牧場沙拉醬（100 頁）

白花椰菜韭蔥湯（110 頁）

點心

2-3 份；早晨中段、下午與傍晚

星期六

早餐

全麥亞麻籽格子鬆餅佐草莓醬（94 頁）

1 杯／塊中等大小新鮮水果

午餐

前晚剩的「鮭魚酪梨科布沙拉佐牧場沙拉醬（100 頁）」

白花椰菜韭蔥湯（110 頁）

晚餐

炭烤豬肉迷你漢堡搭配酪梨高麗菜沙拉（186 頁）

1 杯煮熟蔬菜

甜點

水蜜桃奶酥瑪芬（204 頁）

點心

1-2 份；早晨中段與下午

星期日

早餐

希臘式早餐總匯炒蛋（87 頁）

1 杯／塊中等大小新鮮水果

午餐

前晚剩的「炭烤豬肉迷你漢堡搭配酪梨高麗菜沙拉（186 頁）」

1 杯煮熟蔬菜

晚餐

巴薩米克風味脆雞腿（153 頁）

焦糖地瓜塊（199 頁）

綠沙拉搭配 2 大匙沙拉醬

甜點

水蜜桃奶酥瑪芬（204 頁）

點心

1-2 份；早晨中段與下午

建議點心

黑巧克力核桃能量棒（83 頁）

椰子椰棗能量球（191 頁）

1 份低脂起司條和 1 份中等大小水果

1 杯生蔬菜搭配 2 大匙天然花生醬

第四週備料清單

- 蔬菜和水果切成主餐、點心和配菜所需大小。
- 製作「馬鈴薯蔬菜早餐砂鍋（91 頁）」。
- 煮 3 顆水煮蛋。
- 準備「蘋果肉桂隔夜燕麥粥（81 頁）」。
- 製作「黑巧克力核桃能量棒（83 頁）」。
- 如果要準備點心，製作「椰子椰棗能量球（191 頁）」。

第四週採購清單

生鮮蔬果

蘋果（1）
酪梨（5）
羅勒（1 盒）
白菜（1 顆）
紫甘藍（1杯切絲／1小顆）
白花椰菜（1 顆）
紅蘿蔔（½ 杯切絲或 2 根）
香菜（1 把）
綜合涼拌捲心菜（約 283 公克）
小黃瓜（1）
蒔蘿或韭菜（1 包）
新鮮水果（8 份／杯切好的水果）
大蒜（1 顆）
薑（1 塊）
羽衣甘藍（1 把／ 2 杯切碎的）
韭蔥（1）
黃檸檬（1）
蘿蔓生菜（2-3 顆）
萊姆（2）
黃洋蔥（3）
水蜜桃（3）
墨西哥辣椒（1）
甜椒（2）
青蔥（2）
嫩菠菜葉（6-8 杯）
草莓（4 杯）
地瓜（2）
百里香（1 盒）
蕃茄（1）
小蕃茄（4 杯）
生蔬菜（小紅蘿蔔、小黃瓜、甜椒等等）（4 杯）

乳製品

低脂白脫牛奶（1 小盒）
費達乳酪（½ 杯）
墨西哥風味乳酪絲（1 杯）
帕瑪森乳酪粉（¼ 杯）
切達乳酪絲（2 杯）
大顆雞蛋（30）
低脂牛奶（約 1.8 公升）
無脂原味希臘優格（約 907 公克）

肉類、家禽和魚肉

牛絞肉（瘦肉肥肉比例：90/10）（約 680 公克）
雞絞肉（約 907 公克）
無骨去皮雞腿肉（約 453 公克）
豬里肌肉（約 907 公克）
鮭魚（約 907 公克）

罐頭食品／乾貨

無鹽紅腰豆（約 850 公克）
橘子（約 227 公克）
無鹽蕃茄泥（2 大匙）
無鹽碎蕃茄（約 907 公克）

冷凍食品

去殼毛豆（½ 杯）
刨絲馬鈴薯（3 杯）

穀物

小型全麥三明治餐包（8）
貓耳朵義大利麵（約 340 公克）
8 吋全麥墨西哥薄餅（9）

食品儲藏室

杏仁片（½ 杯）
椰子油（1 小罐）

你的運動計劃表

有氧運動應該要持續 30 分鐘，初學者則以此為目標即可；力量訓練的項目應該做 3-4 組，每組做 8-10 個循環；靜止不動的核心運動，如平板支撐，應嘗試每週加長停留時間。

我的運動計畫表

以下是一週運動計畫表，請於表格中填入預計要做的有氧與力量訓練運動項目（來自第 33-37 頁）。

一	二	三	四	五	六	日
有氧：	有氧： 核心 下半身 上半身 全身	休 息	有氧： 核心 下半身 上半身 全身	休 息	有氧：	休 息

你的習慣追蹤表

習慣追蹤表可以自由選擇填寫，但這是一個非常有用的工具，能幫助你紀錄一些本書提倡的重要健康習慣。每晚睡眠八小時、冥想、蔬菜份量達到每天建議攝取量等，都是很重要的習慣養成，透過這份表格就能輕鬆追蹤。

我的習慣追蹤表

除了飲食上的改變，健康生活習慣的養成也很重要。寫出你希望在未來四週能維持的健康生活習慣，並在成功日做記號。

健康習慣	一	二	三	四	五	六	日
喝了8杯水	X		X	X		X	

28 天計畫過後

恭喜你走過未來人生的前28天，我鼓勵你以這個角度去看待這段時間。為了健康，你一直慎重行事，也應該為此感到驕傲。這個章節雖然進入尾聲，你對於健康生活所做的承諾才剛開始。無論最終目的為何，這個段落將會提供一些寶貴觀點，協助你達成心中目標。

維持自己的優先順序

付出最大努力遵循 28 天計畫後，你對自己的健康許下真實又能實踐的承諾。然而這只是一個開始；是否要採取下一個關鍵動作，將短期計畫變成長期生活型態，決定權仍在你手上。

以此為概念，我們必須認識三個非常重要的現實情況：

接下來的 280 天，比過去的 28 天還要重要。健康飲食與運動的優點就是做得越多越頻繁，你得到的好處也就更多。28 天計畫本來就不是速成法或神奇魔咒，而是替未來健康的飲食生活鋪路。

起起伏伏是常態。我常跟客戶說，我在意的是他們平常都在做的事情，而不是偶爾在做哪些事。相信我，無論你下了多大的決心要節食與運動，生活中的瑣事很容易將計劃打亂。我也必須告訴你，這些都不要緊，生活就應該讓自己開心。記住，偶爾跟朋友出去吃飯，或是吃一塊喜愛的蛋糕，都不會對其它時間的均衡飲食帶來影響。

你做得到。得舒飲食之所以被稱為最容易遵守的飲食模式之一，不是沒有原因。這套飲食方式涵蓋多樣化的食材，卻不會限制不能吃什麼。如果在這 28 天計畫中你過得很開心，接下來的 337 天也不會有什麼問題。雖然有時候要兼顧營養均衡看起來難上加難，但不要忘了 —— 你已經有強健的基礎，也證明過自己做得到。

要運動，而不是勞動

為了健康著想，我希望你能利用 28 天計畫所建立的基礎，發展出一套規律運動的習慣。即使你做到了且盡力地維持，要保持規律且有結構的運動模式，仍然很有挑戰性。若你已經有良好的運動基礎，也能適度保持彈性與自由，給自己一點喘息和釋放能量的空間，享受不同類型的活動所帶來的健康益處，尤其是戶外活動。

好的選擇包括：

- 騎腳踏車
- 爬山健行
- 為庭院割草
- 砍柴
- 鏟雪
- 去打高爾夫球的時候，自己揹球具
- 網球

記得，運動的成功關鍵就是找到自己喜歡，並且能規律和安全進行的項目。不要誤認為運動只能在健身房進行，或侷限於本書列舉的幾項範疇，你的選擇還有更多。有時候若你一點都不想在室內運動，可以盡量往戶外發展。戶外活動除了是很好的運動以外，接觸大自然往往能改善情緒與心理健康。

達成長期成效

記錄睡眠習慣。我花了很長的篇幅解釋充足睡眠與健康的關聯。穩定的睡眠很重要，但一不注意便容易忽略。以手機或日記紀錄每週的睡眠習慣，可以有效且溫和地提醒自己每晚最好睡足八小時。

跟親朋好友分享目標計畫。若你還沒這麼做，試著跟親友分享你的健康飲食目標與計畫。最著名也最廣為人知的改變行為方式，就是和最親近的人分享自己改變現狀的企圖心，這樣能幫助自己走在通往成功的正道上。身邊最親近的人若能給予支持與理解，對你的長期健康而言是無價至寶。

與同溫層互動。你的周遭有生活模式健康又活躍的人嗎？他們可能經歷過一樣的改變，或許能提供寶貴的見解，幫助你繼續維持健康飲食的目標。試著跟身邊至少一位親友談話，你們會是彼此難能可貴的資源。

學習接受挫折。你知道嗎？計劃永遠趕不上變化。按部就班 28 天比 280 天容易多了。所以要有心理準備，你會遇到幾天、幾週，甚至是幾個月，整體的飲食模式變得不如以往的營養均衡，但這不會消減你過去的努力，也不會阻止你繼續追求成功。

創造有助於成功的環境。在飲食選擇上，環境就是指你的廚房、冰箱與食品儲藏室。要讓這些環境有利於達成得舒飲食的目標，我們必須將其放滿健康食材。習慣列出購物清單，設定每週固定一天去買菜，都對達成目標有幫助。

設下可持續的運動目標。你或許不會完全遵照 28 天計畫所提供的運動建議，但仍要盡量設下每週的運動目標，特別是運動時數與天數。記得，運動不一定要去健身房，重要的是一週的總運動量。根據美國疾病管制局的建議，目標應設定在每週運動 120 至 150 分鐘。

紀錄自己外食次數。與親朋好友，甚至是獨自外出吃飯，都是正常生活的一部分。你要接受外食必定就是成本、熱量與鈉含量都比較高的情況。每週外食次數，需與社交生活與整體健康目標相互平衡，因此次數會因人而異。

加碼菜單

經過 28 天的歷練，我們希望你能從中獲得足夠的技能與自信，設計適合自己生活方式的一套計畫。我們的目標在於協助你順利建立自己的計畫，因此在這裡也加碼提供兩週的菜單，包含新食譜與餐點靈感。預祝你繼續保持成功！

加碼菜單第一週

星期一

早餐

170 公克無脂水果風味希臘優格
1 杯／塊中等大小新鮮水果
½ 杯高纖穀片

午餐

托斯卡尼風雞肉羽衣甘藍湯（108 頁）
1 片全麥長棍麵包

晚餐

香蒜辣味豬排（182 頁）
1 小顆烤馬鈴薯搭配 1 大匙原味希臘優格
1 杯煮熟蔬菜

點心

2-3 份；早晨中段、下午與傍晚

星期二

早餐

烤全麥英式瑪芬堡
1 顆煎蛋
1 片低鈉起司
1 杯／塊中等大小新鮮水果

午餐

前晚剩的「托斯卡尼風雞肉羽衣甘藍湯（108 頁）」
1 片全麥長棍麵包

晚餐

墨西哥風甜椒鑲火雞（164 頁）
1 杯／塊中等大小新鮮水果

點心

2-3 份；早晨中段、下午與傍晚

星期三

早餐

170 公克無脂水果風味希臘優格
1 杯／塊中等大小新鮮水果
½ 杯高纖穀片

午餐

前晚剩的「墨西哥風甜椒鑲火雞（164 頁）」
1 杯／塊中等大小新鮮水果

晚餐

馬鈴薯麵疙瘩搭配蕃茄羅勒醬（142 頁）
綠沙拉搭配 2 大匙沙拉醬

點心

2-3 份；早晨中段、下午與傍晚

星期四

早餐

烤全麥英式瑪芬堡
1 顆煎蛋
1 片低鈉起司
1 杯／塊中等大小新鮮水果

午餐

前晚剩的「馬鈴薯麵疙瘩搭配蕃茄羅勒醬（142 頁）」
綠沙拉搭配 2 大匙沙拉醬

晚餐

經典燉牛肉（178 頁）
1 杯／塊中等大小新鮮水果

點心

2-3 份；早晨中段、下午與傍晚

星期五

早餐

能量棒
1 杯／塊中等大小新鮮水果

午餐
前晚剩的「經典燉牛肉（178 頁）」
1 杯／塊中等大小新鮮水果

晚餐
鮮蝦蔬菜義大利麵（156頁）
綠沙拉搭配 2 大匙沙拉醬

點心
2-3 份；早晨中段、下午與傍晚

星期六

早餐
烤紅椒與青醬蛋捲（88 頁）
1 杯／塊中等大小新鮮水果

午餐
奇波雷辣椒雞肉焦糖洋蔥帕尼尼（118 頁）
½ 杯生蔬菜

晚餐
扁豆酪梨塔可（138 頁）
烤玉米毛豆沙拉（196 頁）

甜點
½ 杯優格冰淇淋或冰淇淋
1 杯新鮮水果

點心
1-2 份；早晨中段與下午

星期日

早餐
地瓜鬆餅佐楓糖優格（92 頁）
1 杯／塊中等大小新鮮水果

午餐
前晚剩的「扁豆酪梨塔可（138 頁）」與「烤玉米毛豆沙拉（196 頁）」

晚餐
牛肉炒時蔬（175 頁）

甜點
½ 杯優格冰淇淋或冰淇淋
1 杯新鮮水果

點心
1-2 份；早晨中段與下午

建議點心
鷹嘴豆泥蔬菜甘藍捲（124 頁）
¼ 杯堅果搭配 1 杯生蔬菜
中型水果搭配 1 大匙天然花生醬
170 公克無脂水果風味希臘優格搭配 ½ 杯新鮮水果
1 杯甜椒棒搭配 2 大匙鷹嘴豆泥

加碼菜單第二週

星期一

早餐
170 公克無脂水果風味希臘優格
1 杯／塊中等大小新鮮水果
½ 杯高纖穀片

午餐
白豆雞肉與青蕃茄燉湯（112 頁）
7-8 片全穀墨西哥玉米片

晚餐
菠菜與朝鮮薊烤乳酪三明治（117 頁）
½ 杯生蔬菜

點心
2-3 份；早晨中段、下午與傍晚

星期二

早餐
烤全麥英式瑪芬堡
1 顆煎蛋
1 片低鈉起司
1 杯／塊中等大小新鮮水果

午餐
前晚剩的「白豆雞肉與青蕃茄燉湯（112 頁）」
7-8 片全穀墨西哥玉米片

晚餐
花生蔬菜泰式炒河粉（126 頁）
1 杯／塊中等大小新鮮水果

點心
2-3 份；早晨中段、下午與傍晚

星期三

早餐

170 公克無脂水果風味希臘優格
1 杯／塊中等大小新鮮水果
½ 杯高纖穀片

午餐

前晚剩的「花生蔬菜泰式炒河粉（126 頁）」
1 杯／塊中等大小新鮮水果

晚餐

義式波特菇鑲料漢堡（140 頁）
綠沙拉搭配 2 大匙沙拉醬

點心

2-3 份；早晨中段、下午與傍晚

星期四

早餐

烤全麥英式瑪芬堡
1 顆煎蛋
1 片低鈉起司
1 杯／塊中等大小新鮮水果

午餐

前晚剩的「義式波特菇鑲料漢堡（140 頁）」
綠沙拉搭配 2 大匙沙拉醬

晚餐

墨西哥慢燉豬肉（183 頁）
1 杯／塊中等大小新鮮水果

點心

2-3 份；早晨中段、下午與傍晚

星期五

早餐

能量棒
1 杯／塊中等大小新鮮水果

午餐

前晚剩的「墨西哥慢燉豬肉（183 頁）」
1 杯／塊中等大小新鮮水果

晚餐

杏仁酥皮鮪魚餅（151 頁）
楓糖芥末球芽甘藍與烤核桃（198 頁）

點心

2-3 份；早晨中段、下午與傍晚

星期六

早餐

烤紅椒與青醬蛋捲（88 頁）
1 杯／塊中等大小新鮮水果

午餐

前晚剩的「杏仁酥皮鮪魚餅（151 頁）」與「楓糖芥末球芽甘藍與烤核桃（198 頁）」

晚餐

香濃南瓜義大利麵（143頁）
綠沙拉搭配 2 大匙沙拉醬

甜點

½ 杯優格冰淇淋或冰淇淋
1 杯新鮮水果

點心

1-2 份；早晨中段與下午

星期日

早餐

花生醬香蕉燕麥粥（82 頁）
1 顆水煮蛋

午餐

前晚剩的「香濃南瓜義大利麵（143 頁）」
綠沙拉搭配 2 大匙沙拉醬

晚餐

地瓜鑲塔可（176 頁）
1 杯／塊中等大小新鮮水果

甜點

½ 杯優格冰淇淋或冰淇淋
1 杯新鮮水果

點心

1-2 份；早晨中段與下午

建議點心

鷹嘴豆泥蔬菜甘藍捲（124 頁）
¼ 杯堅果搭配 1 杯生蔬菜
中型大小的水果搭配 1 大匙天然花生醬
170 公克無脂水果風味希臘優格搭配 ½ 杯新鮮水果
1 杯甜椒棒搭配 2 大匙鷹嘴豆泥

打造自己的一週菜單

能夠自行設計一週菜單，表示你在得舒飲食的範疇中有所進步也越來越有自信了；同時，對於建議的食物群和份量大小已有十足的把握。本書所提供的許多食譜或許正合你意，但現在正是超越框架與做出新嘗試的機會，包括將你喜愛的菜色做不同的變化。掌握好自己的「得舒飲食」建議份量，並參考第 18 頁的「健康餐盤」，來規劃餐點的結構。

	早餐	午餐	晚餐	點心
星期一				
星期二				
星期三				
星期四				
星期五				
星期六				
星期日				

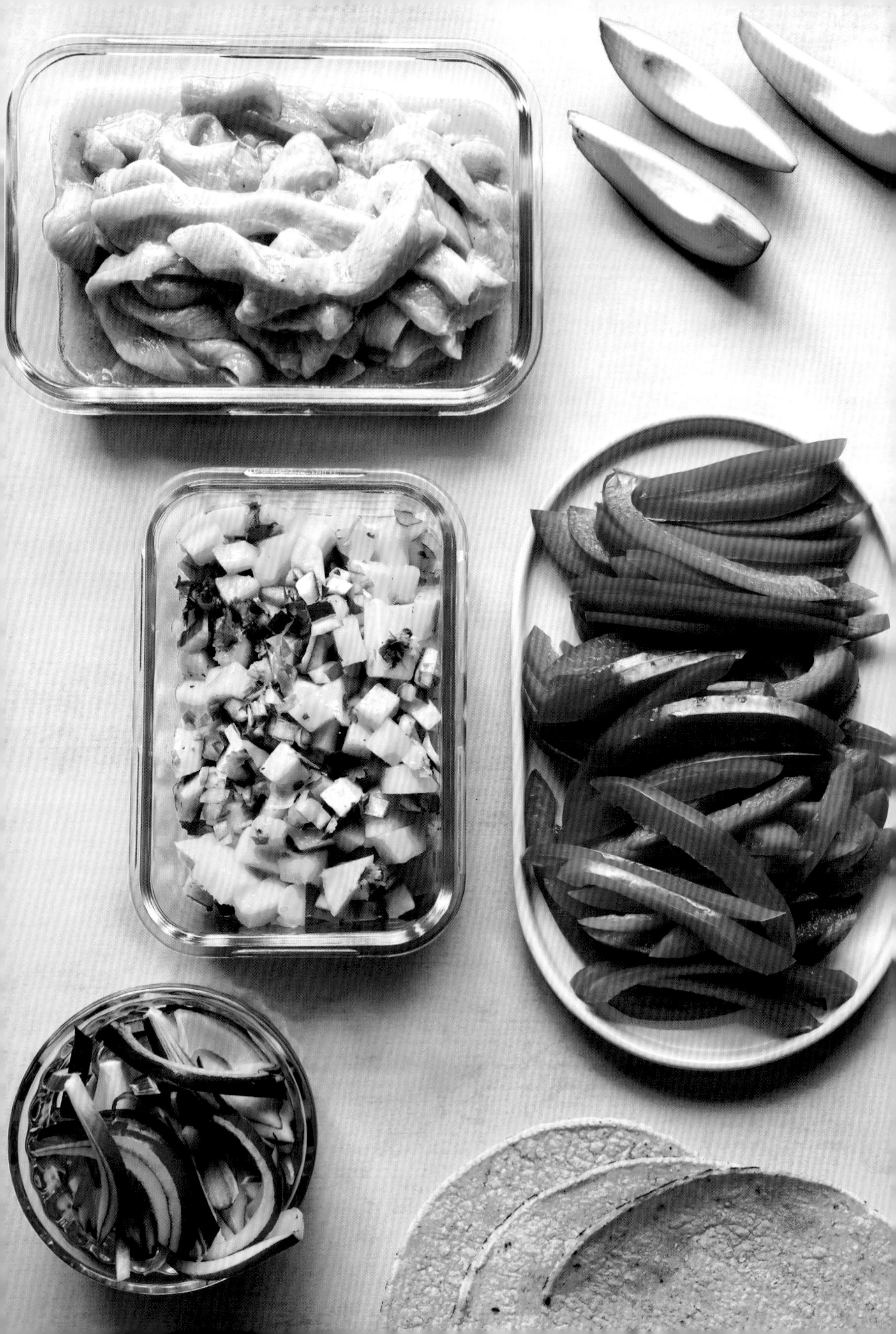

第二部

食譜大全

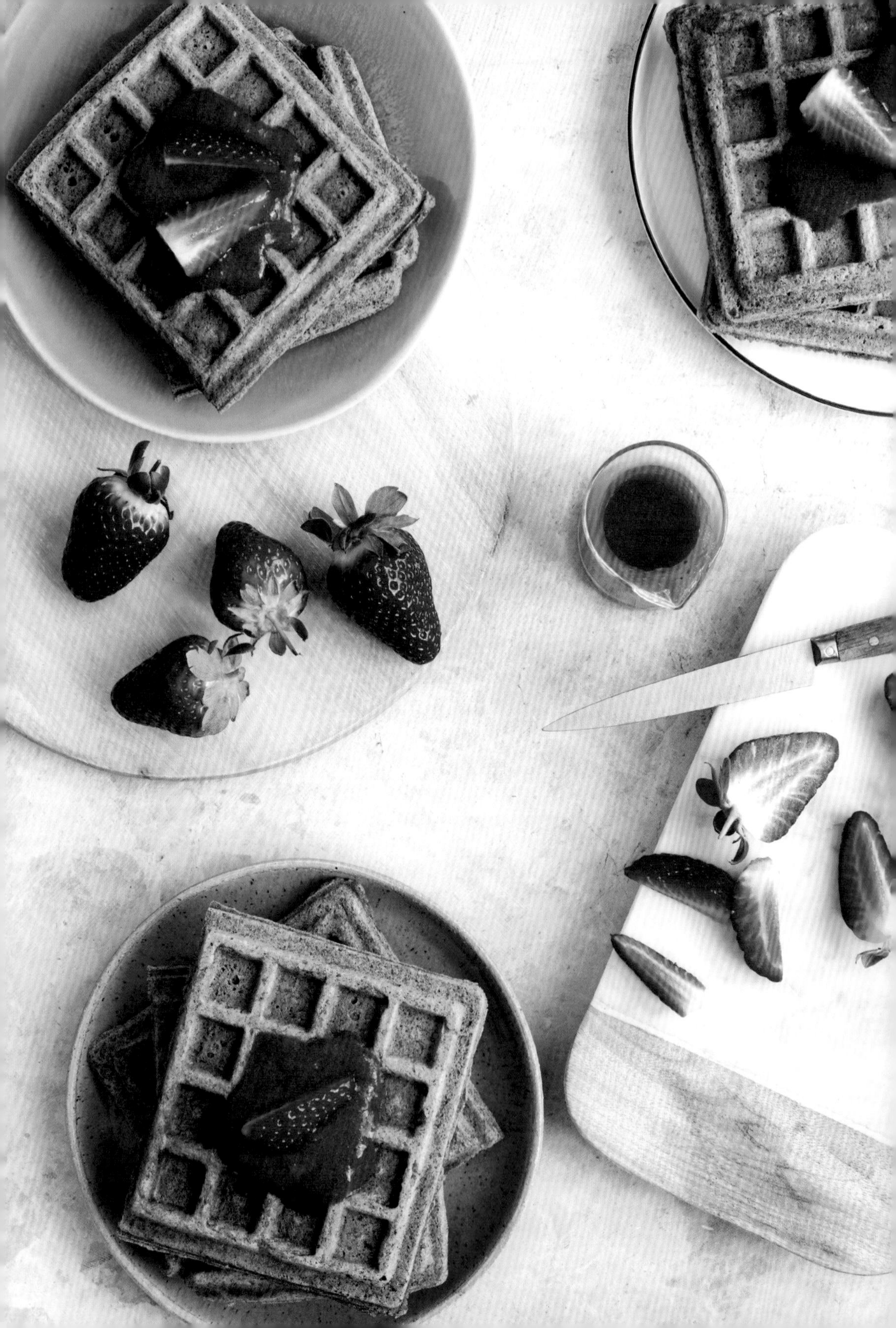

5

早餐與果昔

芒果鳳梨綠果昔

素食・30分鐘內

2份　準備時間：5分鐘

喝一口便來到熱帶地區的果昔。綠色蔬菜注入美麗的顏色與營養素，卻不會搶走芒果、鳳梨與柳橙的風味；希臘優格則增添蛋白質，能帶來長達數小時的飽足感。

1杯冷凍芒果塊
1杯冷凍鳳梨塊
1杯新鮮菠菜或羽衣甘藍
1¼杯柳橙汁
½杯無脂原味或香草希臘優格
1大匙亞麻籽粉
1茶匙甜菊糖

1. 將所有食材放入果汁機，攪打至滑順。
2. 立即食用。

替代方式：優格可用任何奶類（牛奶、杏仁奶、豆奶或椰奶）代替。

烹飪技巧：可以的話，選擇添加鈣質與維他命D的柳橙汁。

變化技巧：用綜合莓果取代芒果與鳳梨，即可做出綠色莓果果昔。

變成一餐：加入1-2勺蛋白質粉，使這杯果昔變成富含蛋白質的一餐。

每份：總卡路里213；總脂肪2g；飽和脂肪0g；膽固醇2.5mg；鈉44mg；鉀582mg；總碳水化合物43g；纖維4g；糖34g；蛋白質9g

美好早晨果昔

素食・30分鐘內

2份　準備時間：10分鐘

我們將經典的蘋果、核桃、紅蘿蔔和椰子等風味，完美融合成一杯富含纖維、維他命與礦物質的果昔，讓你立即展開美好的一天。

1杯無脂牛奶
½杯100%蘋果汁
2大匙切碎核桃
2大匙無糖椰子片
2根冷凍香蕉
1小根紅蘿蔔，削皮切塊
½茶匙肉桂粉
½茶匙純香草精
½茶匙甜菊糖
1-2杯冰塊

1. 將牛奶、蘋果汁、核桃和椰子片放入果汁機，靜置5分鐘。
2. 加入冷凍香蕉、紅蘿蔔、肉桂粉、香草精、甜菊糖和冰塊，攪打至滑順。
3. 立即飲用。

替代方式：本食譜適用於任何奶類（牛奶、杏仁奶、豆奶或椰奶）。

烹飪技巧：將香蕉去皮、切片，置於密封袋後，再放至冷凍。

變化技巧：捨棄蘋果汁，加入1顆蘋果，去皮、去核並大略切塊，大幅提升纖維量。

變成一餐：加入1-2勺蛋白質粉，使這杯果昔變成富含蛋白質的一餐。

每份：總卡路里276；總脂肪8g；飽和脂肪4g；膽固醇2mg；鈉72mg；鉀708mg；總碳水化合物46g；纖維6g；糖30g；蛋白質6g

水蜜桃酪梨果昔

素食・30分鐘內

2份　準備時間：15分鐘

酪梨能與果昔完美地搭配，原因在於其帶來濃郁滑順的質地，並提供纖維與益於心臟的脂肪。加入亞麻籽或奇亞籽，能增添堅果香氣和大量 omega-3 脂肪酸。

1½ 杯冷凍水蜜桃
1½ 杯無脂牛奶
1 杯無脂原味或香草希臘優格
1 顆酪梨，去皮去核
1 大匙亞麻籽粉
1½ 茶匙甜菊糖
1 茶匙純香草精
1-2 杯冰塊

1. 將所有食材放入果汁機，攪打至滑順。
2. 立即飲用。

替代方式：本食譜適用於任何奶類（牛奶、杏仁奶、豆奶或椰奶）。

烹飪技巧：將酪梨放入紙袋，置於陰涼乾燥處，可加速熟成。

變化技巧：水蜜桃可用芒果、鳳梨或莓果代替。

變成一餐：加入 1-2 勺蛋白質粉，使這杯果昔變成富含蛋白質的一餐。

每份：總卡路里 323；總脂肪 15g；飽和脂肪 2g；膽固醇 9mg；鈉 142mg；鉀 1,186mg；總碳水化合物 32g；纖維 8g；糖 21g；蛋白質 21g

蘋果肉桂隔夜燕麥粥

素食

2 份　準備時間：15 分鐘 加上至少冷藏 4 小時

這個早餐融合了香甜早晨燕麥粥與現烤蘋果派。除了蘋果與肉桂經典的風味組合，隔夜燕麥最大的好處便是製作快速，食材易取得且能提前準備，創造美味零壓力的週間早晨。

1 杯傳統燕麥片
2 大匙奇亞籽或亞麻籽粉
1¼ 杯無脂牛奶
½ 大匙肉桂粉
2 茶匙蜂蜜或純楓糖漿
½ 茶匙純香草精
適量猶太鹽或海鹽
1 顆蘋果，切丁

1. 將燕麥片、奇亞籽或亞麻籽粉、牛奶、肉桂、蜂蜜或楓糖漿、香草精和鹽，均分至兩個玻璃密封罐，蓋緊蓋子並用力搖至均勻。
2. 打開蓋子，每個罐子各加入一半蘋果丁，依個人喜好撒上肉桂粉。再次蓋緊蓋子，冷藏至少 4 小時或隔夜。
3. 可將隔夜燕麥以單份容器保存，冷藏長達 3 天。

替代方式：本食譜適用於任何奶類（牛奶、杏仁奶、豆奶或椰奶）。

烹飪技巧：若沒有玻璃密封罐，在碗裡將隔夜燕麥攪拌好，再分裝至密封容器即可。

變化技巧：可用芒果和椰子取代肉桂和蘋果，變成熱帶風的隔夜燕麥。

變成一餐：搭配煮熟的雞肉香腸，或是拌入 2 大匙堅果醬便是完整的一餐。

每份：總卡路里 339；總脂肪 8g；飽和脂肪 1g；膽固醇 3mg；鈉 66mg；鉀 363mg；總碳水化合物 60g；纖維 12g；糖 24g；蛋白質 13g

花生醬香蕉燕麥粥

素食・完整一餐・30 分鐘內

6 份　準備時間：10 分鐘　烹飪時間：10 分鐘

花生醬與香蕉是經典的組合，其風味與質地很適合搭配經典楓糖燕麥。你可以提前製作，以冷的狀態吃，或是加熱作為週間快速簡單、營養豐富又豪華的早餐。

2 杯傳統燕麥片
3½ 杯水
½ 杯天然花生醬
3 大匙純楓糖漿
½ 大匙肉桂粉
1 茶匙純香草精
½ 茶匙猶太鹽或海鹽
½ 杯無脂牛奶
2 根熟香蕉，剝皮切片

1. 將燕麥和水倒入一個中型深鍋，小火慢煮約 5 分鐘，經常攪拌直到燕麥煮軟。
2. 離火後加入花生醬、楓糖漿、肉桂粉、香草精與鹽，攪拌均勻。
3. 將燕麥分裝至碗裡，加入牛奶和香蕉片。
4. 將剩餘的燕麥放入可微波的密封容器，冷藏保存最多 5 天。以微波爐高溫加熱 1.5-2 分鐘。

替代方式：可使用即食燕麥代替傳統燕麥。

烹飪技巧：香蕉片以少許油微煎，能增添焦糖尾韻。

變化技巧：可使用任何堅果醬或水果做變化。

每份：總卡路里 298；總脂肪 13g；飽和脂肪 2g；膽固醇 0mg；鈉 304mg；鉀 178mg；總碳水化合物 39g；纖維 5g；糖 15g；蛋白質 9g

黑巧克力核桃能量棒

素食

12 份　準備時間：15 分鐘 加上至少冷藏 2 小時

為確保黑巧克力的抗氧化作用，需選擇至少含 60%以上可可成分的巧克力。營養豐富的核桃能提供對整體健康重要的 omega-3 脂肪酸、纖維和蛋白質來源。

2 杯切碎核桃
2 杯無糖椰子片
12 顆去核椰棗
½ 杯黑可可粉
¼ 杯融化椰子油
¼ 杯黑巧克力碎片
3 大匙蜂蜜
1 茶匙純香草精

1. 於 8 吋烤盤上鋪烘焙紙。
2. 將所有食材放入調理機，攪拌至黏著糰狀並轉移到預備的烤盤上，以湯匙背面調整使其均勻分佈。蓋上保鮮膜，冷藏至少 2 小時直到定型。
3. 拉起烘焙紙的邊角，將可可團置於砧板上，等分成 12 份塊狀。
4. 將能量棒放入密封袋，保存期限室溫可達 2 星期；冷凍至多 2 個月。

替代方式：若沒有椰棗，可用葡萄乾或李子乾代替。

烹飪技巧：記得使用融化椰子油，而非其它油類如芥花油或橄欖油。椰子油是飽和脂肪，室溫或冷藏後會變硬，可使能量棒定型。

變化技巧：可用杏仁或腰果代替核桃。

每份：總卡路里 375；總脂肪 29g；飽和脂肪 14g；膽固醇 0mg；鈉 50mg；鉀 256mg；總碳水化合物 34g；纖維 6g；糖 24g；蛋白質 5g

藍莓椰棗瑪芬

素食

12 份　準備時間：15 分鐘　烹飪時間：25 分鐘

這些充滿椰棗與藍莓的瑪芬，輕盈蓬鬆，卻富含高纖維食材，可作為飽足的點心或餐點的一部分。優格提供了大量益生菌，也為低脂的瑪芬增添濕潤感；椰棗則提供甜味以避免用糖過量。

1¼ 杯全麥麵粉或全麥低筋麵粉
½ 杯傳統燕麥片
1 茶匙泡打粉
1 茶匙小蘇打粉
¼ 茶匙猶太鹽或海鹽
¼ 茶匙肉桂粉
¼ 杯油
¼ 杯黑糖
2 大顆雞蛋
1 茶匙純香草精
⅔ 杯牛奶或無脂原味希臘優格
1 杯冷凍或新鮮藍莓
8 顆去核椰棗，切碎

1. 烤箱預熱至攝氏 180 度。將瑪芬杯放入 12 格瑪芬烤盤。
2. 於鋼盆中放入麵粉、燕麥、泡打粉、小蘇打粉、鹽和肉桂粉，攪拌均勻。
3. 取另一個鋼盆，將油與黑糖打至蓬鬆狀；分次加入雞蛋直到攪拌均勻；加入香草精、牛奶或優格，混合均勻。
4. 將麵粉混合物倒入濕性食材，稍微攪拌至均勻後輕輕拌入藍莓與椰棗。
5. 將麵糊均勻填入瑪芬杯至九分滿。烘烤 25 分鐘，直到牙籤插入中心取出時未沾黏麵糊。稍微放涼再由烤盤中取出。
6. 冷卻的瑪芬可用密封袋保存。室溫放置一週，或是冷凍長達 2 個月。

替代方式：全麥低筋麵粉能完美取代中筋麵粉或全麥麵粉，其質地輕盈卻充滿纖維，能保持瑪芬精巧的口感。

烹飪技巧：若要省時間，可在超市的乾果區或烘焙區尋找切碎的椰棗。

變化技巧：可以不加藍莓，改放黑巧克力碎片。

變成一餐：這些瑪芬是最好的點心了。可搭配炒蛋或雞肉香腸和水果變成完整的一餐。

每份：總卡路里 180；總脂肪 6g；飽和脂肪 1g；膽固醇 35mg；鈉 172mg；鉀 186mg；總碳水化合物 30g；纖維 3g；糖 17g；蛋白質 4g

花椰菜起司蛋瑪芬

素食・完整一餐

4 份（每份 3 個蛋瑪芬） 準備時間：15 分鐘 烹飪時間：30 分鐘

這些迷你義式烘蛋充滿了花椰菜和切達乳酪。洋蔥、大蒜和芥末的提味，使其變得一點也不單調。可預先準備，便能整週享有高蛋白質又飽足的早餐。

- 1 大匙橄欖油
- 1 小顆花椰菜，切成一口大小（約 4 杯）
- 8 大顆雞蛋
- ¼ 杯無脂牛奶
- 1 茶匙洋蔥粉
- 1 茶匙大蒜粉
- ¼ 茶匙猶太鹽或海鹽
- ½ 茶匙黑胡椒粉
- ½ 茶匙乾燥芥末粉
- 1 杯切達乳酪絲
- 噴霧食用油

1. 於中型平底鍋內加入橄欖油，以中火加熱。加入花椰菜翻炒 4-5 分鐘，直到變軟。
2. 取一個大鋼盆，混入雞蛋、牛奶、洋蔥粉、大蒜粉、鹽、黑胡椒和芥末粉；拌入炒好的花椰菜與一半的切達乳酪絲。
3. 將 12 格瑪芬烤盤噴上一層油，均勻填入混合蛋液；撒上剩餘的切達乳酪絲；烘烤 18-22 分鐘，直到雞蛋定型。
4. 待瑪芬稍微放涼再從烤盤取出。
5. 將蛋瑪芬保存於可微波的密封容器，冷藏至多 5 天或冷凍長達 2 個月。以微波爐高溫加熱 1-2 分鐘，至內部熱透。

替代方式：可用原味無脂希臘優格代替食譜中的牛奶，增加蛋白質攝取量。

烹飪技巧：花椰菜可預先炒好，用於這份食譜或當作其它餐點的配菜。

變化技巧：烤或炒蘆筍、甜椒、蘑菇，都可以代替花椰菜。

每份：總卡路里 316；總脂肪 23g；飽和脂肪 11g；膽固醇 447mg；鈉 496mg；鉀 323mg；總碳水化合物 7g；纖維 3g；糖 2g；蛋白質 21g

希臘式早餐總匯炒蛋

素食・完整一餐・30 分鐘內

4 份　準備時間：10 分鐘　烹飪時間：10 分鐘

全蛋提供蛋白質、維他命 D 與膽鹼──維持腦部與心臟健康的一種關鍵營養素。搭配多色蔬菜一起炒，便能短時間內做出簡單且風味十足的早餐。

1 大匙橄欖油
2 杯葡萄蕃茄或小蕃茄，切成 ¼
2 杯羽衣甘藍，切碎
2 瓣大蒜，去皮切末
8 大顆雞蛋
¼ 茶匙猶太鹽或海鹽
¼ 茶匙黑胡椒粉
¼ 杯費達乳酪，捏碎
¼ 杯平葉義大利香芹，切碎

1. 將橄欖油倒入不沾黏大平底鍋，以中火加熱；加入蕃茄和羽衣甘藍，翻炒 2-3 分鐘；待食材稍微軟化後放入大蒜，轉成小火。
2. 取一個中型鋼盆，混合雞蛋、鹽與黑胡椒；將蛋液倒入平底鍋，輕輕拌炒至蓬鬆成型；離火並拌入費達乳酪與香芹。
3. 將炒蛋放入可微波的密封容器保存，冷藏至多 5 天。以微波高溫加熱約 60-90 秒，至內部熱透。

替代方式：用蛋白可做出更低脂、高蛋白的炒蛋。

烹飪技巧：低溫烹調可以避免炒蛋過乾，呈橡皮感；以鍋鏟頻繁且緩慢地翻炒，直到雞蛋變得輕盈與蓬鬆。

變化技巧：可用切碎的菠菜、芥菜或甘藍菜代替羽衣甘藍。

變成一餐：搭配一片全麥土司或水果。

每份：總卡路里 222；總脂肪：15g；飽和脂肪 5g；膽固醇 427mg；鈉 383mg；鉀 195mg；總碳水化合物 7g；纖維 1g；糖 0g；蛋白質 15g

烤紅椒與青醬蛋捲

素食・完整一餐・30分鐘內

4份　準備時間：10分鐘　烹飪時間：20分鐘

幾乎任何蔬菜都能放入歐姆蛋裡，這個版本透過烤甜椒與青醬，將傳統歐姆蛋提升至另一個層次。在家中用新鮮羅勒與菠菜自製青醬，便能立即為許多菜色增添風味。

8大顆雞蛋
¼杯羅勒青醬（212頁）或市售青醬
¼茶匙黑胡椒粉
⅛茶匙猶太鹽或海鹽
噴霧食用油
½杯嫩菠菜葉
½杯罐裝烤紅椒，切碎
¾杯白切達乳酪絲

1. 以中小火加熱不沾黏大平底鍋。
2. 取一個中型鋼盆，加入雞蛋、青醬、黑胡椒與鹽，攪拌均勻。
3. 於平底鍋表面噴上食物油。加入¼的菠菜葉稍微拌炒；倒入¼蛋液煮2-3分鐘，至雞蛋幾乎定型。於歐姆蛋中間放上¼烤甜椒與乳酪，將其對折，蓋上鍋蓋續1-2分鐘，直到乳酪融化。
4. 重複上述步驟，直到用完所有食材、做出4份歐姆蛋。
5. 將歐姆蛋放入可微波的密封容器儲存，冷藏至多5天。以微波爐高溫加熱2分鐘，至內部熱透。

替代方式：用羅勒青醬（212頁）降低食譜中的鈉含量，因為市售罐裝青醬通常鈉含量很高。

烹飪技巧：將剩餘青醬倒入製冰盒冷凍，便能隨時使用自製青醬。

變化技巧：可用卡拉馬塔橄欖或朝鮮薊代替烤甜椒。

變成一餐：搭配一片全麥土司或水果。

每份：總卡路里314；總脂肪24g；飽和脂肪9g；膽固醇444mg；鈉499mg；鉀0mg；總碳水化合物5g；纖維1g；糖1g；蛋白質19g

蘑菇百里香烘蛋

素食・完整一餐

6 份　準備時間：15 分鐘　烹飪時間：25 分鐘

有了蘑菇、百里香與瑞士乳酪的風味加持，這道料理成為週間最適合重複加熱的簡易前置常備菜。蘑菇可用當令的烤蘆筍代替。

12 大顆雞蛋
½ 杯無脂原味希臘優格
1 大匙巴薩米克醋
¾ 茶匙猶太鹽或海鹽
¼ 茶匙黑胡椒粉
1 ½ 杯瑞士乳酪絲，散狀
3 大匙橄欖油
1 大顆紅蔥頭，去皮切細絲
2 根青蔥，切細絲
2 杯切片蘑菇
2 茶匙新鮮百里香葉，切碎

1. 烤箱預熱約攝氏 180 度。
2. 取一個大鋼盆，加入雞蛋、希臘優格、巴薩米克醋、鹽、黑胡椒，及一半瑞士乳酪絲，攪拌至完全均勻。
3. 準備一個可烘烤不沾黏的大平底鍋，倒入橄欖油以中火加熱。加入紅蔥頭、青蔥與蘑菇，拌炒 4-5 分鐘，至蘑菇變軟後拌入百里香葉。
4. 將蛋液倒入平底鍋，和蘑菇一同煮 4-5 分鐘，至底部開始成型。撒上剩餘的乳酪絲，放入烤箱烘烤 15 分鐘，至整體成型。
5. 將烘蛋由烤箱取出，稍微放涼後切成 6 等份。
6. 將烘蛋放入可微波的密封容器保存，冷藏至多 5 天。以微波爐高溫加熱 60-90 秒，至內部熱透。

替代方式：以蛋白取代全蛋，可製作低脂版本的烘蛋。

烹飪技巧：若沒有新鮮百里香，可用 1 茶匙乾燥百里香代替。

變化技巧：蘑菇可用烤蘆筍代替。

每份：總卡路里 333；總脂肪 25g；飽和脂肪 10g；膽固醇 448mg；鈉 503mg；鉀 142mg；總碳水化合物 4g；纖維 0g；糖 2g；蛋白質 22g

烤根莖類蔬菜總匯

素食・完整一餐

4 份　準備時間：20 分鐘　烹飪時間：40 分鐘

烤蔬菜總匯是一種簡單又美味的料理，能同時吃到多份蔬菜並滿足鹹食口慾。蔬菜搭配著流動的蛋黃，像極了高級餐廳才會出現的夢幻早餐。

噴霧食用油
2 小顆地瓜，削皮切丁
2 顆防風草，削皮切絲
1 顆紫洋蔥，切細絲
2 大匙橄欖油
½ 大匙巴薩米克醋
¼ 茶匙猶太鹽或海鹽
½ 茶匙黑胡椒粉
¼ 茶匙紅辣椒片
8 顆完美水波蛋（210 頁）

1. 烤箱預熱至攝氏 200 度；在烤盤上噴食用油。
2. 將地瓜、防風草與紫洋蔥置入烤盤，淋上橄欖油與巴薩米克醋，撒上鹽、黑胡椒與紅辣椒片，拌一拌使醬料沾附。
3. 烘烤 35-40 分鐘，直到叉子能輕鬆插入蔬菜，表層酥脆。
4. 搭配完美水波蛋一起呈盤。
5. 將蔬菜與蛋均分放入可微波的密封容器保存。以微波爐高溫加熱 1-2 分鐘，至內部熱透。

替代方式：若趕時間，可用平底鍋做炒蛋、荷包蛋或太陽蛋，代替完美水波蛋（201 頁）。

烹飪技巧：加入一點酸味，例如醋或柑橘汁，可模仿鹽的味道。我們在蔬菜內加入巴薩米克醋，減鹽卻不犧牲風味。

變化技巧：試試看將地瓜、防風草或紫洋蔥，換成胡桃南瓜、蕪菁、蕪菁甘藍、紅蘿蔔或甜菜根的組合。

每份：總卡路里 343；總脂肪 17g；飽和脂肪 4g；膽固醇 422mg；鈉 306mg；鉀 602mg；總碳水化合物 33g；纖維 5g；糖 8g；蛋白質 15g

馬鈴薯蔬菜早餐砂鍋

完整一餐

6 份　準備時間：25 分鐘　烹飪時間：45 分鐘

早餐砂鍋（breakfast casserole）大概是餵飽一群人最簡單又美味的方式。這也是完美的常備早餐，週間以微波爐加熱便能享用。這個版本含有希臘優格，增添大量蛋白質與益生菌。

12 大顆雞蛋
1½ 杯無脂原味希臘優格
1 茶匙洋蔥粉
1 茶匙大蒜粉
½ 茶匙猶太鹽或海鹽
½ 茶匙黑胡椒粉
¼ 茶匙紅辣椒片
3 杯馬鈴薯，刨絲
2 杯嫩菠菜葉，大略切碎
1 顆紅甜椒，去籽切丁
1½ 杯切達乳酪絲，散狀

1. 烤箱預熱攝氏 180 度。於 9×13 吋的烤盤噴上食用油。
2. 取一個大型鋼盆，放入雞蛋、希臘優格、洋蔥粉、大蒜粉、鹽、黑胡椒和紅辣椒片，攪拌均勻；拌入馬鈴薯絲、菠菜、紅甜椒與一半的切達乳酪；將蛋液倒入準備好的烤盤裡，均勻撒上剩餘的乳酪絲。
3. 烘烤 35-45 分鐘，至雞蛋定型。從烤箱取出，稍微放涼後切成 6 等份。
4. 將砂鍋切片放入可微波的密封容器保存，冷藏至多 5 天。以微波爐高溫加熱 60-90 秒，至內部熱透。

替代方式：嘗試用傑克乳酪代替切達乳酪，增添一點辣度。

烹飪技巧：用瑪芬烤盤來烤，就能做出迷你版的早餐砂鍋。

變化技巧：用冷凍的刨絲地瓜代替一般馬鈴薯，可提高維他命 A 的攝取量。

每份：總卡路里 363；總脂肪 19g；飽和脂肪 9g；膽固醇 454mg；鈉 568mg；鉀 169mg；總碳水化合物 21g；纖維 3g；糖 2g；蛋白質 26g

地瓜鬆餅佐楓糖優格

素食

6 份（每份 2 片鬆餅） 準備時間：15 分鐘 烹飪時間：20 分鐘

若要多吃富含維他命 A 的地瓜，一種簡單的方式就是將其加入鬆餅麵糊裡。地瓜與自製的全麥鬆餅粉、南瓜派香料和香草混合，淋上楓糖優格更是美味。

2 杯全麥麵粉或全麥低筋麵粉
1 大匙泡打粉
1½ 茶匙南瓜派香料
½ 茶匙猶太鹽或海鹽
2 大匙黑糖
4 大匙芥花油
2 大顆雞蛋
1 杯地瓜泥或煮熟地瓜泥
1½ 杯無脂牛奶
1 茶匙純香草精
噴霧食用油
1½ 杯原味無脂希臘優格
½ 茶匙楓糖精或 1 大匙純楓糖漿

1. 取一鋼盆將麵粉、泡打粉、南瓜派香料與鹽混合。
2. 於另一個鋼盆中倒入黑糖與芥花油，用手持攪拌器以中速攪拌至輕盈蓬鬆；攪拌器還在運作時，分次將雞蛋一顆顆加入，直到攪拌均勻；加入地瓜泥，然後倒入牛奶與香草精，直到攪拌均勻；攪拌器轉至低速，慢慢加入粉類，直到混合均勻。
3. 以中火加熱大型不沾黏平底鍋，噴上食用油；分次舀入 ¼ 杯麵糊，煎 1-2 分鐘，表面冒泡後翻面，再煎 1-2 分鐘直到定型。重複以上步驟直到麵糊用完。

4. 取一個小碗，將希臘優格與楓糖精或楓糖漿混合均勻，淋上地瓜鬆餅一起食用。
5. 將鬆餅放入密封容器或密封塑膠袋保存，冷藏至多 5 天。可以冷食或用微波爐高溫加熱 30 秒。楓糖優格醬可放入密封容器冷藏保存五天。

替代方式：用無麩質通用麵粉代替一般麵粉，即可製作無麩質版本。

烹飪技巧：如何煮地瓜：烤箱預熱攝氏 200 度，用叉子戳地瓜幾次，以烤箱烘烤約一小時，直到叉子能輕鬆戳入。放涼、去皮，然後搗成泥。

變化技巧：罐裝南瓜泥可用來替代自製地瓜泥。

變成一餐：本食譜可搭配低鈉雞肉香腸或培根，成為蛋白質較高的一餐。

每份：總卡路里 355；總脂肪 12g；飽和脂肪 2g；膽固醇 74mg；鈉 305mg；鉀 477mg；總碳水化合物 50g；纖維 6g；糖 14g；蛋白質 16g

全麥亞麻籽格子鬆餅佐草莓醬

素食・30分鐘內

6份　準備時間：15分鐘　烹飪時間：15分鐘

格子鬆餅以酥脆的表皮與鬆軟的內部而出名，這個版本也不例外。我們加入營養豐富的全麥低筋麵粉與亞麻籽，並保留其精巧和令人垂涎的質地。草莓醬是一個糖分較低的糖漿替代品，酸甜的口味很適合搭配格子鬆餅。

4杯草莓，去蒂切碎
1杯水
2大匙蜂蜜
2½茶匙純香草精，分次使用
2¼杯全麥麵粉或全麥低筋麵粉
¼杯亞麻籽粉
2½茶匙泡打粉
1茶匙小蘇打粉
½茶匙猶太鹽或海鹽
2茶匙肉桂粉
2茶匙黑糖
¼杯芥花油
3大顆雞蛋
1杯無脂牛奶
噴霧食用油

1. 首先，製作草莓醬：將草莓、水、蜂蜜與½茶匙香草精放入中型湯鍋，小火慢煮5-6分鐘，至草莓煮軟。用調理棒將草莓打成泥，或以食物調理機攪拌成滑順泥狀。
2. 製作格子鬆餅：取一個中型鋼盆，將麵粉、亞麻籽、泡打粉、小蘇打粉與鹽混合均勻。
3. 取一個大型鋼盆，將肉桂粉、黑糖與芥花油攪拌均勻；分次加入雞蛋攪拌至蓬鬆狀；加入剩餘香草精與牛奶，攪拌均勻。轉由慢速將乾粉類拌入濕性材料。

4. 以中火加熱格子鬆餅鍋，熱鍋後，噴上食用油。均勻舀入 ⅔ 麵糊，蓋上蓋子加熱 1.5-2 分鐘，至外皮呈咖啡色。剩餘的麵糊依上述步驟重複操作。
5. 將格子鬆餅搭配草莓醬食用。
6. 將格子鬆餅放入密封容器或密封塑膠袋保存，冷藏至多 5 天。可冷食或用微波爐高溫加熱 30 秒。草莓醬可放入密封容器冷藏保存五天。

替代方式：針對乳糜瀉患者，我們建議以無麩質通用麵粉代替食譜中的麵粉。試試用燕麥粉製作高纖維無麩質版本的格子鬆餅。

烹飪技巧：若要將格子鬆餅麵糊變成美式鬆餅麵糊，芥花油的量減少至 2 大匙（而非 ¼ 杯），用抹油的不沾黏平底鍋，每面以中火煎 1-2 分鐘，至鬆餅定型。

變化技巧：可用覆盆子或藍莓代替草莓製成不同的果泥。

變成一餐：本食譜可搭配低鈉雞肉香腸或培根，成為蛋白質較高的一餐。

每份：總卡路里 381；總脂肪 15g；飽和脂肪 2g；膽固醇 106mg；鈉 459mg；鉀 452mg；總碳水化合物 55g；纖維 9g；糖 17g；蛋白質 12g

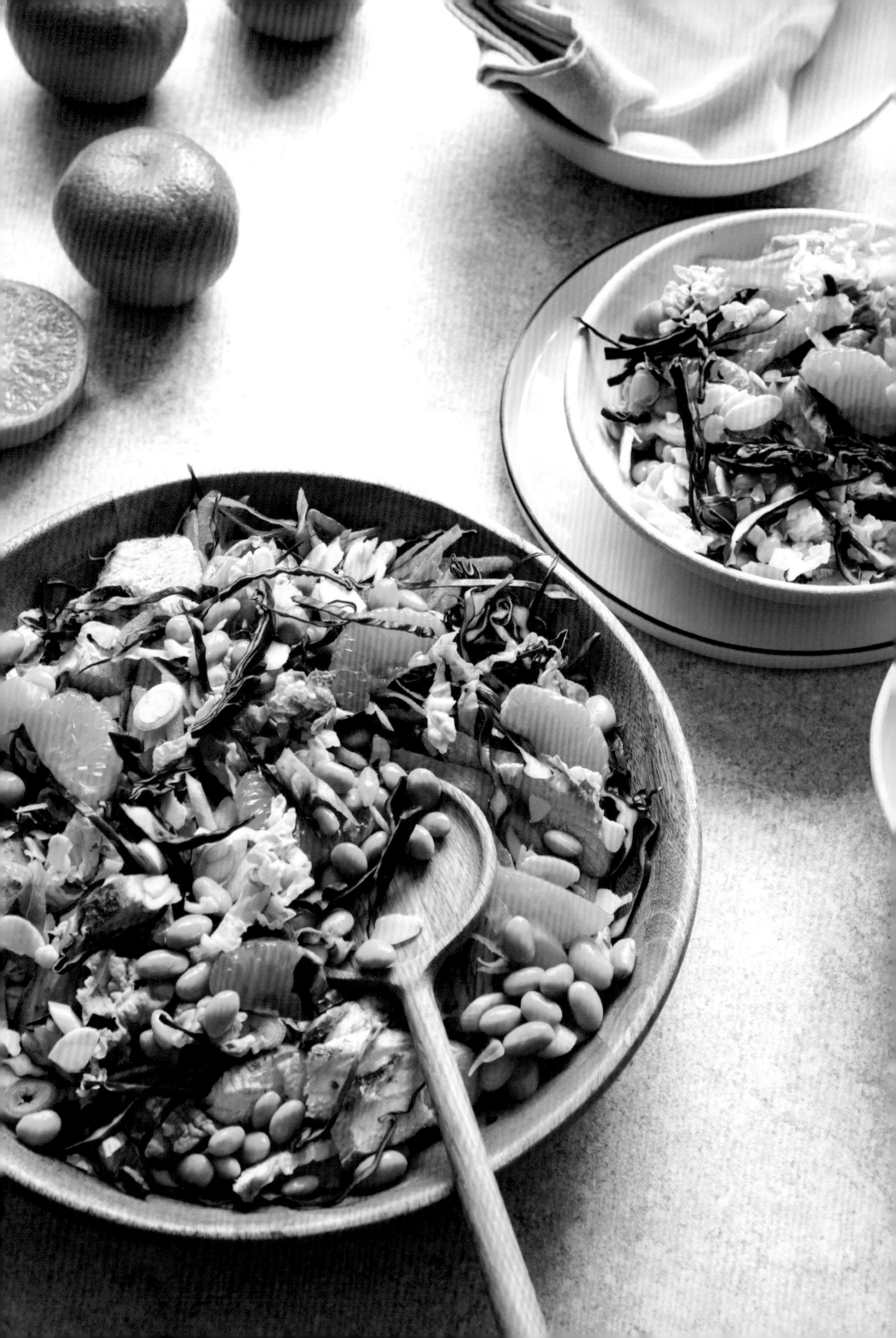

6

沙拉、湯品與三明治

雞肉橘瓣沙拉佐芝麻薑汁醬

完整一餐

4 份　準備時間：20 分鐘　烹飪時間：12 分鐘

這個沙拉色香味俱全：甜、鹹、脆又帶有堅果香氣。不同於許多沙拉，這道食譜可當作完整的一餐，也能提前準備。沙拉醬風味濃郁但鹽分不多，不同於許多瓶裝沙拉醬。

沙拉醬食材：

¼ 杯無鈉純米醋

1 大匙芝麻油

1 大匙蜂蜜

2 瓣大蒜，去皮切末

1 吋新鮮生薑，去皮切末

¼ 茶匙猶太鹽或海鹽

沙拉食材：

1 大匙芥花油

約 453 公克無骨去皮雞胸肉

¼ 茶匙猶太鹽或海鹽

¼ 茶匙黑胡椒粉

1 大顆大白菜，切絲

1 杯切絲紫高麗菜

½ 杯切絲紅蘿蔔

½ 杯去殼毛豆

½ 杯杏仁片

2 根青蔥，切細絲

約 227 公克罐頭橘子，瀝乾水分

製作沙拉醬：

將沙拉醬食材全部放入一個罐子或碗，搖晃或攪拌均勻。冷藏保存至食用時取出。

製作沙拉：

1. 取平底鍋以中火加熱芥花油。雞胸肉用鹽與黑胡椒調味後，放入平底鍋；每面煎 5-6 分鐘，至內部溫度達約攝氏 74 度；轉移至砧板放涼 5-10 分鐘，依逆紋切成薄片。
2. 取一個大鋼盆，將大白菜、紫高麗菜、紅蘿蔔、毛豆與沙拉醬拌勻。分成四碗，放上雞肉片、杏仁、蔥花與橘瓣。

替代方式：若手邊沒有純米醋，可用白醋代替。

烹飪技巧：沙拉食材與醬汁可提前準備，於午餐或晚餐前拌在一起，便能完成一份簡單的週間餐點。

變化技巧：想要的話，可用菠菜代替大白菜。

每份：總卡路里 394；總脂肪 19g；飽和脂肪 2g；膽固醇 70mg；鈉 544mg；鉀 494mg；總碳水化合物 29g；纖維 5g；糖 16g；蛋白質 32g

鮭魚酪梨科布沙拉佐牧場沙拉醬

完整一餐

4 份　準備時間：20 分鐘　烹飪時間：12 分鐘

將經典的科布沙拉結合新鮮鮭魚與自製牧場沙拉醬，便升級為符合「得舒飲食」的菜色。鮭魚提供益於心臟與腦部健康的關鍵 omega-3 脂肪酸，濃郁的低脂沙拉醬則充滿新鮮香草與檸檬風味。

沙拉食材：

約 **453** 公克鮭魚排，去皮
1 大匙橄欖油
¼ 茶匙猶太鹽或海鹽
¼ 茶匙黑胡椒粉
6 杯蘿蔓生菜，切段
2 杯小蕃茄，切半
2 大顆水煮蛋，剝殼切成 ¼
1 顆酪梨，去皮切丁
2 根青蔥，切細絲

沙拉醬食材：

⅓ 杯低脂白脫牛奶
2 大匙原味無脂希臘優格
2 大匙美乃滋
½ 顆黃檸檬皮與檸檬汁
1 大匙任選新鮮香草碎末，如蒔蘿、香芹或細香蔥
1-2 瓣大蒜，去皮切末
½ 茶匙辣醬
½ 茶匙黑胡椒粉
¼ 茶匙猶太鹽或海鹽

製作沙拉：

1. 烤箱預熱攝氏 200 度。將鮭魚排放入抹油的烤盤；淋上橄欖油，以鹽與黑胡椒調味。烘烤 8-12 分鐘，直到能以叉子輕易撥開魚肉。稍微放涼。
2. 將蘿蔓生菜、小蕃茄、水煮蛋、酪梨與蔥花均分至四個大盤或容器。
3. 將沙拉醬食材混合均勻。
4. 若要立刻食用，將醬料與沙拉拌勻，放上鮭魚。若要保存，將鮭魚與沙拉放入密封容器，冷藏至多 3 天；沙拉醬分開放在小的密封容器。

替代方式：想要的話，可用雞胸肉、火雞胸肉或鮪魚罐頭代替鮭魚。

烹飪技巧：將新鮮香草放入大型密封塑膠袋，加上一張廚房紙巾，能延長保存時間。

變化技巧：想要的話，可用菠菜代替蘿蔓生菜。

每份：總卡路里 365；總脂肪 23g；飽和脂肪 4g；膽固醇 158mg；鈉 486mg；鉀 548mg；總碳水化合物 11g；纖維 6g；糖 4g；蛋白質 30g

華爾道夫雞肉沙拉

完整一餐

4 份　準備時間：20 分鐘　烹飪時間：12 分鐘

這個版本的經典雞肉沙拉搭配了低負擔且充滿蜂蜜芥末風味的沙拉醬。吃這道沙拉很容易就能達到每日建議的蔬果份量，因為其中就包含至少 4 杯蔬果！提前準備好沙拉，就能當作簡單快速的外食午餐。

¼ 杯原味無脂希臘優格
2 大匙美乃滋
2 大匙第戎芥末
1 大匙蜂蜜
¼ 茶匙猶太鹽或海鹽
¼ 茶匙黑胡椒粉
3 杯煮熟切碎雞胸肉
1 顆蘋果，切丁
2 根芹菜，切丁
1 杯綠色或紅色無籽葡萄，切半
¼ 杯切碎核桃

1. 取一個碗，將優格、美乃滋、第戎芥末、蜂蜜、鹽與黑胡椒混合；拌入煮熟雞肉、蘋果、芹菜、葡萄與核桃。
2. 置入密封容器可冷藏保存 3 天。

替代方式：用鷹嘴豆代替雞肉即可變成素食版本。

烹飪技巧：務必提前煮好雞肉。可使用平底鍋熱油煎或用烤箱烤熟。確定雞肉溫度達攝氏 75 度，完全放涼後才能放入沙拉。

變化技巧：想要的話，可用杏仁代替核桃。

變成一餐：放在全麥麵包上，或是搭配全麥蘇打餅乾食用。

每份：總卡路里 353；總脂肪 14g；飽和脂肪 2g；膽固醇 92mg；鈉 475mg；鉀 283mg；總碳水化合物 20g；纖維 2g；糖 17g；蛋白質 36g

地中海風鷹嘴豆鮪魚沙拉

完整一餐・30 分鐘內

4 份　準備時間：20 分鐘

不必動用烤箱、瓦斯爐或燒烤爐，幾分鐘內便能完成的料理簡直是無敵。這個沙拉食譜沒有使用萵苣，卻涵蓋鷹嘴豆、鮪魚、新鮮蔬菜、費達乳酪和清淡的檸檬奧勒岡醬汁。所有食材都能事先準備，組合成一道美味沙拉。

沙拉醬食材：

2 大匙紅葡萄酒醋

½ 顆黃檸檬皮與檸檬汁

1 大匙蜂蜜

1 茶匙乾燥奧勒岡

¼ 茶匙猶太鹽或海鹽

¼ 茶匙黑胡椒粉

¼ 杯橄欖油

沙拉食材：

1 罐（約 425 公克）無鹽鷹嘴豆罐頭，沖洗瀝乾

約 180 克鮪魚

½ 根小黃瓜，切丁

2 杯小蕃茄，切成 ¼

¼ 杯去核卡拉馬塔橄欖

2 大匙費達乳酪，壓碎

製作沙拉醬：

取一個碗，將紅葡萄酒醋、檸檬皮與汁、蜂蜜、奧勒岡、鹽與黑胡椒混合；緩慢加入橄欖油攪拌，直到混合均勻。

製作沙拉：

1. 於另一個碗中加入鷹嘴豆、鮪魚、小黃瓜、蕃茄、橄欖與費達乳酪。
2. 若要立刻吃，將沙拉與醬汁於大碗中拌勻。若要保存，將沙拉與醬汁分別放入密封容器，可冷藏保鮮 3 天。

烹飪技巧：本食譜也可以變成梅森罐沙拉。將沙拉醬均分至 4 個品脫大小的梅森罐；依食譜的順序，將沙拉食材放入容器。食用前先搖晃使食材拌勻。

變化技巧：橄欖可以用朝鮮薊或烤甜椒代替。

變成一餐：搭配一份水果或一把全麥蘇打餅乾。

每份：總卡路里 347；總脂肪 20g；飽和脂肪 2g；膽固醇 22mg；鈉 574mg；鉀 367mg；總碳水化合物 28g；纖維 6g；糖 8g；蛋白質 17g

義式鄉村風麵包蕃茄沙拉

純素食・30分鐘內

4份　準備時間：15分鐘　烹飪時間：8分鐘

這道傳統的義式沙拉或許食材不多，卻是能以簡單的製作方法使最高品質的食材真正展露頭角的經典食譜。可以的話，務必選擇最新鮮的原種蕃茄（heirloom tomatoes）。

1 小條長棍麵包，切丁（總共約 **140** 公克）
3 大匙橄欖油，分次使用
2-3 大顆熟蕃茄，切丁
1 大匙紅葡萄酒醋
¼ 茶匙猶太鹽或海鹽
¼ 茶匙黑胡椒粉
¼ 杯新鮮羅勒葉，撕碎

1. 烤箱預熱攝氏200度。
2. 將麵包丁置於烤盤上，淋上一半的橄欖油；放入烤箱烘烤8分鐘至酥脆；轉移至一個鋼盆。
3. 於鋼盆中加入蕃茄、紅葡萄酒醋、鹽、黑胡椒，和剩餘的橄欖油；混合均勻並撒上新鮮羅勒葉，可立即食用。

替代方式：可用巴薩米克醋代替紅葡萄酒醋。

烹飪技巧：事先準備並烤好麵包丁，以密封塑膠袋保存。

變化技巧：加入小黃瓜片或紫洋蔥，增加蔬菜攝取量。

變成一餐：搭配一碗湯，或半份三明治。

每份：總卡路里 200；總脂肪 11g；飽和脂肪 1g；膽固醇 0mg；鈉 339mg；鉀 217mg；總碳水化合物 18g；纖維 2g；糖 0g；蛋白質 3g

酪梨蛋沙拉

素食・30 分鐘內

4 份　準備時間：10 分鐘　烹飪時間：20 分鐘

這款雞蛋沙拉中綿密的酪梨提供了益於心臟的單元不飽和脂肪。其飽和脂肪含量遠低於一般沙拉，檸檬與香草的清新風味也必能讓你愛上它。提前煮好水煮蛋，使週間的餐點準備更輕鬆快速。

8 大顆雞蛋
2 顆酪梨，去皮
½ 顆黃檸檬皮與檸檬汁
¼ 杯平葉義大利香芹，切碎
¼ 茶匙猶太鹽或海鹽
¼ 茶匙黑胡椒粉

1. 將雞蛋放入湯鍋，以冷水蓋過表面。水煮滾後關火，蓋上密合的鍋蓋。計時器設定 17-18 分鐘；瀝掉熱水，以冷水沖雞蛋使其冷卻；除去外殼後將蛋切成小塊。
2. 將酪梨放入碗中搗碎；加入蛋、檸檬皮、檸檬汁、義大利香芹、鹽與黑胡椒粉，攪拌均勻即可食用。

替代方式：蛋沙拉中加入一大匙美乃滋會更濃郁綿密；或是選擇不加，以降低飽和脂肪攝取。

烹飪技巧：避免使用新鮮的雞蛋做水煮蛋，因為不易剝殼；可使用冷藏至少一週的雞蛋。

變化技巧：用萊姆和香菜代替黃檸檬與香芹，可有獨特風味變化。

變成一餐：搭配全麥麵包或全麥蘇打餅乾食用，再加上一份水果或蔬菜。

每份：總卡路里 289；總脂肪 23g；飽和脂肪 6g；膽固醇 422mg；鈉 292mg；鉀 453mg；總碳水化合物 8g；纖維 6g；糖 0g；蛋白質 14g

草莓雞肉莫札瑞拉起司蝴蝶麵沙拉

30 分鐘內

6 份　準備時間：10 分鐘　烹飪時間：20 分鐘

自製沙拉醬很簡單，只要將醋或柑橘汁、油和調味料混合即可。你也可以加一點芥末、蜂蜜或糖去平衡風味。這道沙拉和全麥義大利麵、水果、綠葉蔬菜、新鮮莫札瑞拉起司和雞肉拌在一起，就變成一份完整的輕食餐點。

沙拉醬食材：

2 大匙巴薩米克醋

1 大匙第戎芥末

1 大匙蜂蜜

¼ 杯橄欖油

¼ 茶匙猶太鹽或海鹽

¼ 茶匙黑胡椒粉

沙拉食材：

約 227 公克全麥蝴蝶麵

1 大匙芥花油

約 226 公克無骨去皮雞胸肉

¼ 茶匙猶太鹽或海鹽

¼ 茶匙黑胡椒粉

4 杯草莓，去蒂切片

1 杯新鮮嫩菠菜

½ 杯迷你新鮮莫札瑞拉起司球

¼ 杯杏仁片

製作沙拉醬：

將沙拉醬食材倒入大碗中拌勻，試吃味道並依需求調味。

製作沙拉：

1. 準備一大鍋水滾水，將蝴蝶麵根據外包裝指示煮熟。
2. 使用同一個鍋子中火加熱芥花油；雞胸肉以鹽與黑胡椒調味後拿去煎熟，每面各煎 6-7 分鐘，直到中心溫度到攝氏 74 度；轉移至盤子或砧板上放涼，再切成適口大小。
3. 將草莓、菠菜、莫札瑞拉起司、冷卻的蝴蝶麵和雞肉放入鋼盆與沙拉醬拌勻。放入冰箱冰鎮，食用前撒上杏仁片。

替代方式：素食版本可不放雞胸肉，將沙拉當作配菜食用。

烹飪技巧：烹調雞胸肉這種肉類，煮熟後靜置 5-10 分鐘再切開，可保持肉質軟嫩多汁。

變化技巧：可用庫斯庫斯（cousous）代替蝴蝶麵。

變成一餐：搭配炒蔬菜或烤蔬菜食用。

每份：總卡路里 384；總脂肪 18g；飽和脂肪 3g；膽固醇 33mg；鈉 406mg；鉀 207mg；總碳水化合物 40g；纖維 6g；糖 8g；蛋白質 17g

托斯卡尼風雞肉羽衣甘藍湯

完整一餐・30 分鐘內

6 份　準備時間：10 分鐘　烹飪時間：15 分鐘

30 分鐘內就能完成且備料容易的湯品，非常適合當作忙碌的週間晚餐。這款湯也能提前做好，週間搭配三明治或沙拉，或是舀一大碗直接當作一餐，別忘了配上一片全麥長棍麵包。

- **2 大匙橄欖油**
- **1 顆黃洋蔥，去皮切丁**
- **2 根紅蘿蔔，去皮切丁**
- **2 根芹菜，切丁**
- **約 453 公克無骨去皮雞胸肉，切丁**
- **4 杯切碎羽衣甘藍**
- **2-3 瓣大蒜，去皮切末**
- **2 大匙義大利綜合香料**
- **½ 茶匙猶太鹽或海鹽**
- **½ 茶匙黑胡椒粉**
- **1 罐（約 425 公克）白腰豆罐頭，沖水瀝乾**
- **1 罐（約 425 公克）無鹽切丁蕃茄**
- **4 杯無鹽雞高湯**
- **½ 杯現刨帕瑪森乳酪**

1. 將油倒入鑄鐵鍋或湯鍋，以中火加熱；加入洋蔥、紅蘿蔔、芹菜，煮 3-4 分鐘，至蔬菜軟化；拌入雞胸肉丁，煮 3-4 分鐘，至邊緣呈褐色。加入羽衣甘藍、大蒜、義大利香料、鹽與黑胡椒拌炒，直到羽衣甘藍稍微萎縮。
2. 加入白腰豆、蕃茄丁與高湯，微滾煮 10 分鐘，適時攪拌；試吃味道並依需求調味。
3. 將湯均分至碗裡，撒上帕瑪森乳酪。
4. 剩餘的湯，均分至可微波的密封容器保存，冷藏至多 5 天。以微波爐高溫加熱 2-3 分鐘，至內部熱透，需要的話攪拌一下。

替代方式：素食版本可不加雞胸肉，多加一罐白腰豆。

烹飪技巧：使用慢燉鍋：依食譜份量，將洋蔥、紅蘿蔔、芹菜、雞胸肉、羽衣甘藍、大蒜、義大利綜合香料、鹽、黑胡椒、白腰豆、罐裝切丁蕃茄及雞高湯放入慢燉鍋的碗中；低溫烹調 7-8 小時，或高溫 3-4 小時。

變化技巧：可嘗試用低鈉義式火雞肉香腸代替雞肉。

每份：總卡路里 267；總脂肪 9g；飽和脂肪 3g；膽固醇 53mg；鈉 543mg；鉀 195g；總碳水化合物 23g；纖維 6g；糖 5g；蛋白質 24g

白花椰菜韭蔥湯

素食

6 份　準備時間：15 分鐘　烹飪時間：25 分鐘

這道湯品很容易製作，但你的親朋好友會因其滑順的質地與完美平衡的風味，而認為是餐廳等級的料理。

1 大匙芥花油
1 顆黃洋蔥，去皮切丁
1 條韭蔥，切段切絲
1 顆白花椰菜，切成朵狀
2-3 瓣大蒜，去皮切末
2 大匙新鮮百里香葉，切碎
1¼ 茶匙猶太鹽或海鹽
1 茶匙煙燻甜椒粉
½ 茶匙黑胡椒粉
¼ 茶匙卡宴辣椒粉
3 杯無鹽蔬菜高湯
1 大匙鮮奶油或橄欖油
½ 顆黃檸檬皮與檸檬汁

1. 將芥花油倒入鑄鐵鍋或高湯鍋，以中火加熱；加入洋蔥、韭蔥與花椰菜，炒 4-5 分鐘，至洋蔥開始軟化；拌入大蒜、百里香、鹽、煙燻甜椒粉、黑胡椒與卡宴辣椒粉，加入蔬菜高湯，微滾煮約 15 分鐘，至白花椰菜變得非常軟。
2. 離火後，拌入鮮奶油或橄欖油，及檸檬皮與檸檬汁；將湯用調理棒或分次倒入食物調理機攪拌成滑順泥狀。試吃味道並依需求調味。
3. 若非立即食用，將湯倒入可微波的密封容器保存，冷藏至多 5 天。以微波高溫加熱 1-3 分鐘，至徹底熱透。

替代方式：完成時加入橄欖油或鮮奶油使湯品變得奢華濃郁。橄欖油多含單元不飽和脂肪；而鮮奶油則多是飽和脂肪，但少量使用，仍能達成你的營養目標。

烹飪技巧：加一點酸味，像醋或柑橘汁，可模擬鹽的味道。我們在蔬菜內加入巴薩米克醋，減鹽卻不犧牲風味。

變化技巧：用巴薩米克醋代替檸檬皮與檸檬汁，可帶來獨特風味。

變成一餐：搭配半個三明治，就能成為一餐。

每份：總卡路里 92；總脂肪 4g；
飽和脂肪 1g；膽固醇 3mg；鈉 556mg；
鉀 526mg；總碳水化合物 13g；纖維 4g；
糖 4g；蛋白質 5g

白豆雞肉與青蕃茄燉湯

完整一餐

6 份　準備時間：20 分鐘　烹飪時間：25 分鐘

「黏果酸漿」（Tomatillos），俗稱墨西哥綠蕃茄（husk tomatoes），傳統用於做綠莎莎醬（salsa verde）。外表如綠色的蕃茄帶有枯葉般的外皮，烹調或食用前會撥去這層皮。它們或許看起來很難駕馭，但其風味柔和又充滿必要的維他命與礦物質。

約 907 公克黏果酸漿，去皮、切成 ¼
1 根墨西哥辣椒，切半去籽
½ 顆紫洋蔥，去皮
2 大匙芥花油，分次加入
1½ 杯無鹽雞高湯
3 罐（每罐約 425 公克）白雲豆（great northern beans），沖洗瀝乾，分次加入
1 大匙孜然粉
½ 茶匙粗鹽
½ 茶匙黑胡椒粉
約 453 公克無骨去皮雞胸肉，切丁
2 罐（每罐約 113 公克）帶汁綠辣椒
½ 杯新鮮香菜葉，切碎
1 顆萊姆皮與檸檬汁
一撮砂糖（自由選擇）
¼ 杯原味無脂希臘優格

1. 烤箱預熱攝氏 220 度。
2. 將黏果酸漿、墨西哥辣椒與紫洋蔥放入烤盤，與 1 大匙芥花油拌勻。烘烤20分鐘，至蔬菜邊緣焦糖化。
3. 將焦糖化的蔬菜倒入果汁機或食物調理機，加入雞高湯、1 罐白雲豆、孜然粉、鹽與黑胡椒，攪打至滑順泥狀。
4. 將剩餘 1 大匙芥花油倒入鑄鐵鍋或高湯鍋，以中火加熱；加入雞胸肉翻炒 4-5 分鐘，直到煮熟；加入剩餘兩罐白雲豆、綠辣椒、香菜碎、萊姆皮與汁及泥狀食材，微滾煮約 10 分鐘。試試味道，若太酸可加一撮砂糖。
5. 將湯均分至碗裡，搭配上希臘優格。
6. 將剩餘的湯倒入可微波的密封容器，冷藏至多 5 天。以微波爐高溫加熱 2-3 分鐘，可適時攪拌直到熱透。

替代方式：素食版本可不加雞胸肉，多加一罐白雲豆。

烹飪技巧：蔬菜先烤過再入湯，會因焦糖化而產生更有深度的風味。

變化技巧：嘗試減少高湯量，可變成濃稠燉物，搭配糙米食用。

變成一餐：這道湯品可搭配半個三明治或一份沙拉。

每份：總卡路里 356；總脂肪 8g；飽和脂肪 1g；膽固醇 47mg；鈉 566mg；鉀 460mg；總碳水化合物 42g；纖維 12g；糖 9g；蛋白質 29g

鮮蝦玉米巧達濃湯

完整一餐

6 份　準備時間：20 分鐘　烹飪時間：30 分鐘

這道美國南部風格的湯品，低脂、低鈉卻風味濃郁。裡頭有大塊的鮮蝦、玉米、馬鈴薯，和美味滑順的湯頭。提前做好的話，在忙碌時快速加熱，便是暖心又暖胃的一餐。

- 3 大匙芥花油
- 1 顆黃洋蔥，去皮切丁
- 2 根紅蘿蔔，去皮切片
- 2 根芹菜，切丁
- 4 小顆育空黃金（Yukon Gold）馬鈴薯或紅皮馬鈴薯，切丁
- 3-4 瓣大蒜，去皮切末
- ¼ 杯通用（中筋）麵粉
- 3 杯無鹽蔬菜或雞高湯
- ½ 杯牛奶
- ¾ 茶匙猶太鹽或海鹽
- ¼ 茶匙黑胡椒粉
- ¼ 茶匙卡宴辣椒粉
- 4 杯新鮮或冷凍玉米粒
- 約 453 公克生蝦仁，去皮、去腸泥、去尾，切碎
- 2 根青蔥，切細絲

1. 將芥花油倒入鑄鐵鍋或高湯鍋，以中火加熱。加入洋蔥、紅蘿蔔、芹菜與馬鈴薯，煮 5-7 分鐘，直到蔬菜軟化；拌入大蒜，炒軟一分鐘；加入麵粉，製作麵粉糊。調至中大火，緩慢拌入高湯，煮至微滾，攪拌均勻，注意不要讓麵粉結塊，使高湯保持滑順。待麵粉糊開始轉褐色後，拌入牛奶、鹽、黑胡椒與卡宴辣椒粉，微滾煮 7-8 分鐘，適當地攪拌直到變稠。
2. 加入玉米粒與蝦仁，微滾煮 4-5 分鐘，至蝦仁完全煮熟。試吃味道並依需求調味。
3. 將濃湯均分至碗中，撒上蔥花。
4. 剩餘濃湯均分至可微波的密封容器，冷藏保存至多 5 天。以微波爐高溫加熱 2-3 分鐘，適時攪拌直到熱透。

替代方式：若使用新鮮玉米，小心地將玉米粒切下來。5-6 根中等大小的玉米，約能切出 4 杯玉米粒。

烹飪技巧：用慢燉鍋：將洋蔥、紅蘿蔔、芹菜、馬鈴薯、大蒜、高湯、牛奶、鹽、黑胡椒、卡宴辣椒粉和玉米粒，放入慢燉鍋。低溫烹調 7-8 小時，或高溫 3-4 小時。取一個小碗，將 3 大匙玉米澱粉與 1 大匙水混合，與切碎蝦仁一同倒入慢燉鍋，以高溫繼續烹調 30 分鐘。

變化技巧：想要的話，可用雞胸肉代替蝦仁。

每份：總卡路里 340；總脂肪 9g；飽和脂肪 1g；膽固醇 115mg；鈉 473mg；鉀 613mg；總碳水化合物 45g；纖維 5g；糖 8g；蛋白質 23g

經典辣味牛肉醬

完整一餐

8 份　準備時間：15 分鐘　烹飪時間：25 分鐘

燉辣肉醬非常適合當作較冷季節的常備菜。湯品、燉辣肉醬、砂鍋菜，通常味道會隨時間增加而更濃郁，因為食材風味能徹底融合。此外，千變萬化的配料選擇，使得燉肉醬成為全家一起的有趣體驗。

1 大匙芥花油
1 顆黃洋蔥，去皮切丁
約 680 公克瘦牛絞肉
5-6 瓣大蒜，去皮切末
3 大匙辣椒粉
1 茶匙猶太鹽或海鹽
½ 茶匙黑胡椒粉
2 大匙無鹽蕃茄糊（tomato paste）
1 罐（約 907 公克）無鹽切碎蕃茄
2 罐（每罐約 425 公克）無鹽紅腰豆，沖水瀝乾
2 杯無鹽牛高湯
2 顆酪梨，去皮切丁
½ 杯切達乳酪絲

1. 將芥花油倒入鑄鐵鍋或高湯鍋，以中火加熱；加入洋蔥，炒 3-4 分鐘，至其開始軟化；加入牛絞肉，煮的同時將其分成小塊，直到呈褐色；拌入大蒜、辣椒粉、鹽、黑胡椒與蕃茄糊，煮 1 分鐘。
2. 加入碎蕃茄、紅腰豆和牛高湯，微滾煮 15 分鐘。試吃味道並依需求調味。
3. 將肉醬均分至碗裡，放上酪梨丁與切達乳酪絲。
4. 將剩餘肉醬放入可微波的密封容器，撒上切達乳酪絲，冷藏保存至多 5 天。以微波爐高溫加熱 1-3 分鐘，待熱透後，放上酪梨丁。

變化技巧：加入綠辣椒、孜然與新鮮香菜也很對味。

每份：總卡路里 363；總脂肪 17g；飽和脂肪 5g；膽固醇 59mg；鈉 526mg；鉀 344mg；總碳水化合物 29g；纖維 10g；糖 6g；蛋白質 26g

菠菜與朝鮮薊烤乳酪三明治

素食・30分鐘內

4份　準備時間：15分鐘　烹飪時間：15分鐘

藉由加入希臘優格和大量菠菜，我們將傳統的菠菜朝鮮薊沾醬變得更加輕盈。本食譜將沾醬變成乳酪三明治的夾心，搭配酥脆的全麥麵包，吃的時候，千萬別怕把手弄髒喔！

2杯嫩菠菜葉，切碎
1杯罐裝醃漬朝鮮薊芯，切碎
¼杯無脂原味希臘優格
2-3瓣大蒜，去皮切末
¼茶匙黑胡椒粉
⅛茶匙猶太鹽或海鹽
8片全麥麵包
4片莫札瑞拉起司
1大匙橄欖油

1. 取一個碗，將菠菜、朝鮮薊芯、希臘優格、蒜末、黑胡椒與鹽拌勻。
2. 平底鍋以中火加熱。準備三明治時，將四片麵包置於砧板上；將混合的菠菜朝鮮薊均勻抹上每片麵包，放上一片莫札瑞拉起司，蓋上另一片麵包。將橄欖油刷在上層麵包表面，此面朝下放入預熱平底鍋，煎2-3分鐘，至麵包上色。將三明治另一面刷上橄欖油，翻面，再煎2-3分鐘，至底部上色、起司融化。需要的話，可將平底鍋加蓋，幫助起司融化。
3. 將三明治切半即可享用。

替代方式：可用無麩質麵包做成無麩質版本。

烹飪技巧：吐司要煎得酥脆，確保平底鍋先預熱，再放入三明治。

變化技巧：可依喜好用烤甜椒代替朝鮮薊。

變成一餐：搭配一份水果或蔬菜。

每份：總卡路里355；總脂肪13g；飽和脂肪4g；膽固醇11mg；鈉511mg；鉀53mg；總碳水化合物44g；纖維9g；糖7g；蛋白質16g

奇波雷辣椒雞肉焦糖洋蔥帕尼尼

完整一餐

8 份　準備時間：20 分鐘　烹飪時間：25 分鐘

一個暖心的帕尼尼搭配香甜焦糖洋蔥、多汁的雞肉和融化的乳酪，在試圖達到營養目標時，讓人特別有罪惡感。但這個版本富含大量的鉀、蛋白質和纖維，且飽和脂肪與糖分低於多數餐點，所以可以放心吃下如此美味又符合得舒飲食的食物！

2 大匙芥花油，分次加入
2 顆黃洋蔥，切細絲
約 227 公克無骨去皮雞胸肉，切薄片
2 大匙蜂蜜奇波雷醬（221 頁）
8 片市售全麥麵包或蜂蜜全麥麵包（224 頁）
4 片低鈉波芙隆起司（provolone）
1 大匙橄欖油

1. 將 2 大匙芥花油倒入大平底鍋，以中小火加熱；加入洋蔥，煮 20 分鐘，適時翻炒至其軟化、周圍呈焦糖色，盛入碗中備用。
2. 於同一個平底鍋加入 1 大匙芥花油，以中火加熱；放入雞肉，每面各煎 3-4 分鐘，至溫度達攝氏 74 度。將雞肉放入含洋蔥的碗裡，加入蜂蜜奇波雷醬混合均勻。
3. 將平底鍋拭淨放回爐台。準備三明治時，將 4 片麵包置於砧板上；將雞肉洋蔥均分至每片麵包，放上一片波芙隆起司，蓋上另一片麵包。將橄欖油刷在上層麵包表面，此面朝下放入預熱平底鍋，煎 2-3 分鐘，至麵包上色。將三明治另一面刷上橄欖油，翻面，再煎 2-3 分鐘，至底部上色、起司融化。需要的話，可將平底鍋加蓋，幫助起司融化。
4. 將三明治切半即可享用。

替代方式：若沒有時間自製醬汁，可用低鈉 BBQ 烤肉醬代替。

烹飪技巧：提前煮好洋蔥、雞肉和蜂蜜奇波雷醬（221 頁），要吃的時候就能快速輕鬆地製作帕尼尼。

變化技巧：除了波芙隆起司，可試試高達乾酪（Gouda cheese）或哈伐第乾酪（Havarti cheese）。

變成一餐：帕尼尼搭配一份新鮮水果或蔬菜，便是完整的一餐。

每份：總卡路里 260；總脂肪 11g；飽和脂肪 3g；膽固醇 26mg；鈉 308；鉀 67mg；總碳水化合物 25g；纖維 3.5g；糖 7g；蛋白質 20g

炸魚三明治與高麗菜沙拉

完整一餐

8 份　準備時間：**20** 分鐘　烹飪時間：**10** 分鐘

與其週五晚上出去吃，不如自製一份酥脆炸魚和高麗菜沙拉，風味與脆度不減，卻沒有多餘的脂肪與熱量。白身魚裹著麵衣煎至完美，高麗菜沙拉濃郁中帶點酸甜，每個部分都很到位。

高麗菜沙拉食材：

¼ 杯原味無脂希臘優格
2 大匙美乃滋
1 大匙乾燥洋蔥碎
1 大匙砂糖
1 大匙白葡萄酒醋
½ 大匙芥末粉
½ 大匙芹菜籽
¼ 茶匙猶太鹽或海鹽
¼ 茶匙黑胡椒粉
約 113 公克綠色高麗菜，切小塊
約 113 公克紅蘿蔔，去皮切丁

三明治食材：

⅓ 杯通用（中筋）麵粉
1 大顆雞蛋，打散
2 大匙牛奶
⅔ 杯日式麵包粉
¼ 茶匙猶太鹽或海鹽
½ 茶匙黑胡椒粉
3 大匙芥花油
約 907 公克白身魚（鱈魚、黑線鱈、鯛魚）魚排，切成每份約 113 公克
8 個全麥三明治餐包，已烘烤

製作高麗菜沙拉：

取一個碗，將希臘優格、美乃滋、洋蔥、砂糖、白葡萄酒醋、芥末粉、芹菜籽、鹽與黑胡椒粉混合。拌入高麗菜和紅蘿蔔，攪拌均勻。冷藏備用。

製作三明治：

1. 排好裹粉順序：一個碗裝麵粉、一個碗裝蛋液與牛奶、一碗裝麵包粉，將鹽與黑胡椒均分至碗裡，個別攪拌均勻。
2. 將芥花油倒入大平底鍋，以中火加熱。
3. 將魚排依序沾上麵粉、蛋液、麵包粉，接著放入熱油鍋。重複上述步驟製作剩餘的魚排，需要的話可分批進行。將魚的兩面都煎至酥脆呈褐色，且能輕易用叉子將魚肉分離即可。將魚排放上全麥餐包，加上高麗菜沙拉。
4. 你可以提前準備酥脆的魚排。若要加熱，建議用烤箱低溫烘烤，每面2-3 分鐘。高麗菜沙拉應放入密封容器，冷藏保存至多 3 天。

替代方式：用無麩質麵包粉與無麩質餐包，可變成無麩質版本。

烹飪技巧：高麗菜沙拉可提前幾小時或一天製作，讓味道更融合。

變化技巧：將魚切成小塊後裹粉煎，便能做成魚柳條或炸魚塊。

變成一餐：可搭配一份炭烤或炙燒蔬菜。

每份：總卡路里 396；總脂肪 12g；飽和脂肪 1g；膽固醇 28mg；鈉 504mg；鉀 109mg；總碳水化合物 45g；纖維 6g；糖 10g；蛋白質 33g

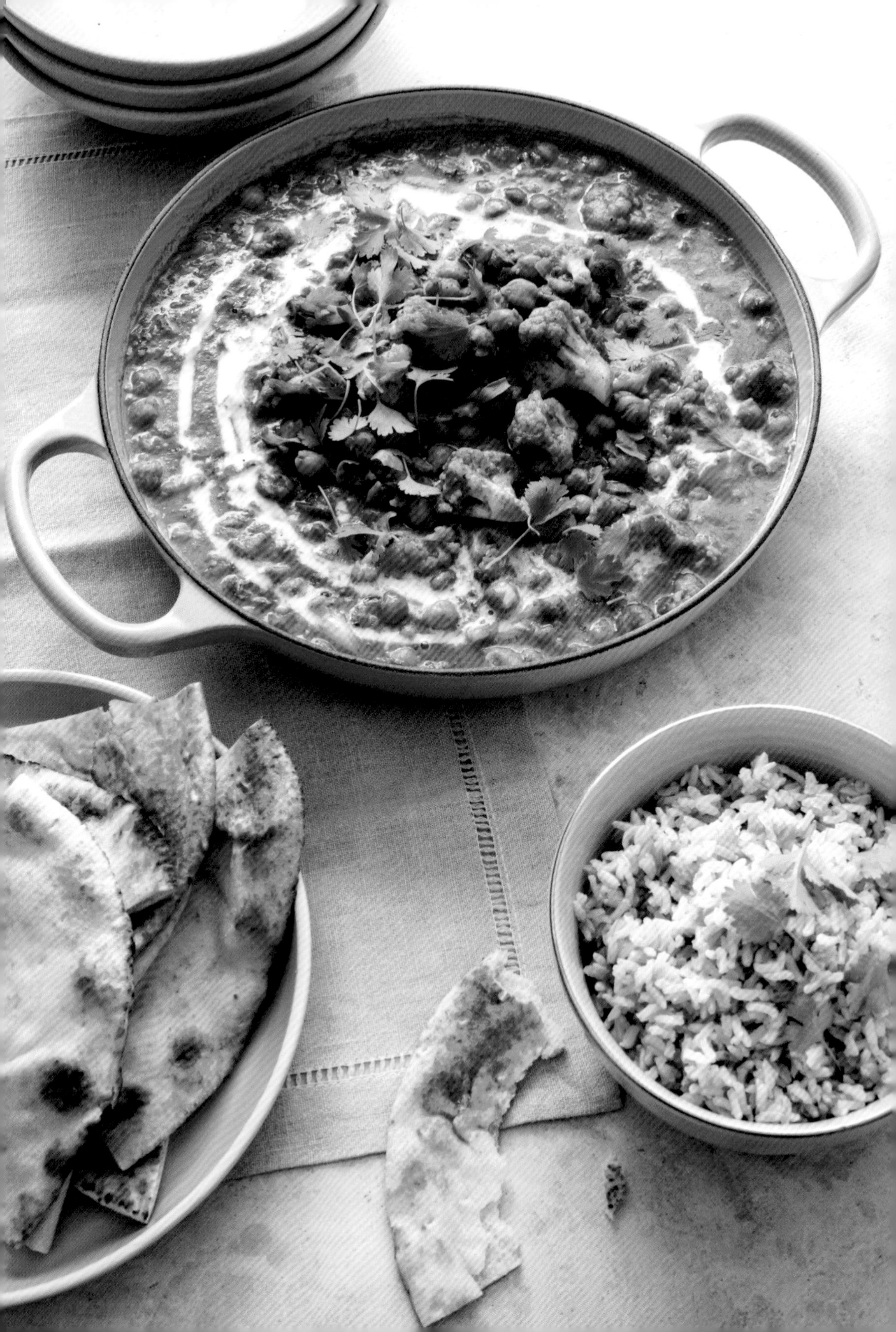

7

無肉主菜

鷹嘴豆泥蔬菜甘藍捲

純素食・完整一餐・30分鐘內

6份　準備時間：25分鐘

生甘藍菜葉包裹著如彩虹般的蔬菜、綿密的酪梨與天然的鷹嘴豆泥。這些蔬菜捲不僅充滿纖維，也是許多維他命和礦物質的來源。

4大片甘藍菜葉
1杯自製鷹嘴豆泥（218頁）或市售鷹嘴豆泥
2顆酪梨，去皮切片
1顆橘色、紅色或黃色甜椒，切細片
½條小黃瓜，切成籤狀
1杯刨絲紫高麗菜
1杯刨絲紅蘿蔔
1杯苜蓿芽

1. 將甘藍菜葉平鋪於砧板，每片中間抹上鷹嘴豆泥；均勻疊上酪梨片、甜椒片、小黃瓜、紫高麗菜、紅蘿蔔與苜蓿芽；將葉子兩端往內折，再捲成墨西哥捲的樣子，將每個甘藍菜卷切半。
2. 放入密封容器可冷藏至多3天。

替代方式：比較類似品牌和口味的營養標示，選擇低鈉的鷹嘴豆泥。

烹飪技巧：用削皮刀將甘藍菜葉底部的粗梗切除，便能輕易捲起食用。

變化技巧：想要的話，可用全麥墨西哥薄餅代替甘藍菜葉。

變成一餐：加入煮熟雞肉或火雞胸肉，可變成高蛋白肉類版本。

每份：總卡路里196；總脂肪13g；飽和脂肪2g；膽固醇0mg；鈉185mg；鉀531mg；總碳水化合物18g；纖維9g；糖2g；蛋白質6g

豆腐炒四季豆

素食．完整一餐

4 份　準備時間：20 分鐘　烹飪時間：20 分鐘

熱炒類菜餚因為製作過程特別快，很適合當作週間的晚餐，特別是醬料已經先準備好。週末煮一鍋蓬鬆糙米飯（223 頁），可用來搭配週間餐點。

1 盒（約 397 公克）板豆腐
2 大匙芥花油
約 453 公克四季豆，切段
2 根紅蘿蔔，去皮切細片
½ 杯快炒醬料（222 頁），或市售低鈉快炒醬
2 杯蓬鬆糙米飯（223 頁）
2 根青蔥，切細絲
2 大匙芝麻

1. 將豆腐從盒中取出，置於鋪有廚房紙巾的盤子上，表面再鋪一張紙巾，放上有重量的鍋子，若紙巾濕透就替換新的。靜置 15 分鐘，待除去多餘水分後，將豆腐切成 3 公分丁狀。
2. 將芥花油倒入大炒鍋或平底鍋，以中大火加熱；加入豆腐煎，每 1-2 分鐘翻面，至表面皆上色。將豆腐取出，於熱油中倒入四季豆與紅蘿蔔，翻炒 4-5 分鐘，直到蔬菜帶有脆度和稍微軟化。
3. 炒蔬菜的過程，可準備快炒醬料（若需自製）。
4. 豆腐放回平底鍋，將醬料淋在豆腐與蔬菜上，微滾煮 2-3 分鐘。
5. 將炒好的菜置於糙米飯上，撒上蔥花和芝麻。
6. 剩餘的菜均分至可微波的密封容器，冷藏至多 5 天。以微波加熱高溫加熱 2-3 分鐘，至內部熟透。

替代方式：嘗試用麵筋（seitan）代替豆腐。麵筋也是良好的蛋白質來源，適合搭配亞洲風格的菜餚。

每份：總卡路里 380；總脂肪 15g；飽和脂肪 2g；膽固醇 0mg；鈉 440mg；鉀 454mg；總碳水化合物 45g；纖維 8g；糖 11g；蛋白質 16g

花生蔬菜泰式炒河粉

純素食・完整一餐

6 份　準備時間：25 分鐘　烹飪時間：20 分鐘

泰式炒河粉或許聽起來很難駕馭，但多數的準備步驟能事先完成。有空的時候，先做好醬汁和切蔬菜，日後 20 分鐘就能搞定這道經典料理。

約 **227** 公克糙米河粉
⅓ 杯天然花生醬
3 大匙無鹽蔬菜高湯
1 大匙低鈉醬油
2 大匙純米醋
1 大匙蜂蜜
2 茶匙芝麻油
1 茶匙是拉差香甜辣椒醬（自由選擇）
1 大匙芥花油
1 顆紅椒，去籽切細片
1 根櫛瓜，切成籤狀
2 大根紅蘿蔔，切成籤狀
3 大顆雞蛋，打散
¾ 茶匙猶太鹽或海鹽
½ 杯無鹽花生，切碎
½ 杯香菜葉，切碎

1. 準備一大鍋滾水，依包裝指示將河粉煮熟。
2. 取一個碗，將花生醬、蔬菜高湯、醬油、純米醋、蜂蜜、芝麻油與是拉差香甜辣椒醬（自由選擇）混合備用。
3. 將芥花油倒入大型不沾平底鍋，用中火加熱；加入紅椒、櫛瓜與紅蘿蔔，炒 2-3 分鐘，直到蔬菜軟化；倒入蛋液，用鍋鏟拌炒至成型；加入煮熟的河粉、醬汁與鹽，翻炒拌勻。
4. 裝入碗裡，撒上碎花生與香菜。
5. 剩餘的河粉分裝至密封容器保存，冷藏至多 5 天。以微波爐大火加熱 2-3 分鐘，適時攪拌至內部熱透。

替代方式：可用低鈉無麩質醬油（tamari）代替一般醬油，做成無麩質版本。

變化技巧：若有蔬菜旋轉刨絲器，可將紅甜椒、櫛瓜和 2 根紅蘿蔔，做成蔬菜麵條代替糙米河粉。

變成一餐：搭配一份新鮮水果。

每份：總卡路里 393；總脂肪 19g；飽和脂肪 3g；膽固醇 105mg；鈉 561mg；鉀 309mg；總碳水化合物 45g；纖維 7g；糖 7g；蛋白質 13g

辣豆腐墨西哥蓋飯佐香菜酪梨醬

素食・完整一餐

4 份　準備時間：20 分鐘　烹飪時間：15 分鐘

香菜酪梨醬可提前做好，用於多道週間料理上。這款醬料能增添風味與濕潤度，酪梨與希臘優格更提供大量蛋白質和益於心臟的油脂。你可以提前將墨西哥蓋飯準備好，於平日午餐加熱享用。

醬汁食材：

¼ 杯原味無脂希臘優格或低脂酸奶（sour cream）
½ 杯新鮮香菜
½ 顆熟酪梨，去皮
1 顆萊姆皮與汁液
2 瓣大蒜，去皮
¼ 茶匙猶太鹽或海鹽
2 大匙水

墨西哥蓋飯食材：

1 盒（約 396 公克）板豆腐
1 大匙芥花油
1 顆黃色或橘色甜椒，切丁
2 大匙塔可香料（216 頁）
¼ 茶匙猶太鹽或海鹽
2 杯蓬鬆糙米飯（223 頁）
1 罐（約 425 公克）黑豆，沖洗瀝乾

製作醬汁：

將所有食材放入食物調理機或果汁機內，攪拌至均勻滑順。試試味道，需要的話再調整調味。冷藏備用。

製作墨西哥蓋飯：

1. 將豆腐從盒中取出，置於鋪有廚房紙巾的盤子上，表面再鋪一張紙巾，放上有重量的鍋子，若紙巾濕透就替換新的。靜置 15 分鐘，待除去多餘水分後，將豆腐切成 3 公分丁狀。
2. 將芥花油倒入大平底鍋，以中火加熱；加入豆腐與甜椒翻炒 4-5 分鐘，至豆腐分成更小塊，甜椒軟化；拌入塔可香料，鹽與 ¼ 杯水。
3. 將飯與黑豆均分至 4 個碗裡，放入豆腐與甜椒，加上香菜酪梨醬。
4. 剩餘的菜均分至可微波的密封容器保存，冷藏至多 5 天。以微波爐高溫加熱 1-3 分鐘，至內部熱透。

替代方式：可嘗試用雞、火雞或牛絞肉，做成肉類版本。

烹飪技巧：這道菜適合使用板豆腐，因為烹調的過程會產生焦脆的外皮。

變化技巧：用烤過的地瓜丁代替豆腐。

每份：總卡路里 383；總脂肪 13g；飽和脂肪 2g；膽固醇 1mg；鈉 438mg；鉀 297mg；總碳水化合物 48g；纖維 9g；糖 2g；蛋白質 21g

地瓜餅佐經典酪梨醬

純素食・完整一餐

4 份　準備時間：15 分鐘　烹飪時間：20 分鐘

地瓜和黑豆是這種素食煎餅的基底，伴隨辣椒粉和孜然帶來獨特的辛辣風味；酪梨醬的酪梨增添了益於心臟的單元不飽和脂肪，墨西哥辣椒、紫洋蔥、香菜與萊姆則豐富了味蕾。煎地瓜餅的同時製作酪梨醬，便可以快速完成一份簡單的平日晚餐。

酪梨醬食材：

2 顆熟酪梨，去皮去核
½ 根墨西哥辣椒，去籽切末
¼ 顆紫洋蔥，去皮切碎
¼ 杯新鮮香菜，切碎
1 顆萊姆皮與果汁
¼ 茶匙猶太鹽或海鹽

地瓜餅食材：

3 顆地瓜，煮熟去皮
½ 杯煮熟黑豆
1 大顆雞蛋
½ 杯日式麵包粉
1 茶匙孜然粉
1 茶匙辣椒粉
½ 茶匙猶太鹽或海鹽
¼ 茶匙黑胡椒粉
2 大匙芥花油

製作酪梨醬：

取一個碗，將酪梨搗碎後加入墨西哥辣椒、紫洋蔥、香菜、萊姆皮與果汁和鹽，混合均勻。試試味道，需要的話再調整調味。

製作地瓜餅：

1. 將煮熟的地瓜與黑豆放入碗中搗成泥狀，加入雞蛋、麵包粉、孜然粉、辣椒粉、鹽與黑胡椒拌勻。
2. 將芥花油倒入大型平底鍋，以中火加熱。將混合地瓜泥塑型成 4 個煎餅狀，放入熱鍋，每面煎 3-4 分鐘，至酥脆上色。
3. 地瓜煎餅搭配酪梨醬一同食用。

替代方式：若沒有地瓜，可用一罐（425 公克）黑豆代替。

烹飪技巧：地瓜餅也可以用烤的。將烤箱預熱攝氏 200 度，將做好的煎餅放上烤盤，烘烤 20 分鐘，至外層酥脆和定型。

變化技巧：將地瓜餅做成一口大小，放上一匙酪梨醬，即可變成派對開胃點心。

每份：總卡路里 369；總脂肪 22g；飽和脂肪 3g；膽固醇 53mg；鈉 521mg；鉀 991mg；總碳水化合物 38g；纖維 12g；糖 7g；蛋白質 8g

鷹嘴豆花椰菜香料咖哩

純素食・完整一餐

6 份　準備時間：30 分鐘　烹飪時間：40 分鐘

印度什香粉（Garam masala）是一種用於傳統印度料理的綜合辛香料。若要自製可參考第 215 頁，或是在各大超市都能買到。多數的品牌有其獨特的配方，因此每家味道不見得一樣。

- **2 大匙橄欖油**
- **1 顆黃洋蔥，去皮切丁**
- **4 瓣大蒜，去皮切末**
- **1 吋薑，去皮切末**
- **2 大匙印度什香粉（215 頁）**
- **1 茶匙猶太鹽或海鹽**
- **½ 茶匙黑胡椒粉**
- **¼ 茶匙卡宴辣椒粉**
- **½ 小顆白花椰菜，切成朵狀（約 2 杯）**
- **2 罐（每罐約 425 公克）無鹽鷹嘴豆，沖洗瀝乾**
- **1 罐（約 425 公克）無鹽切丁蕃茄，瀝乾**
- **1½ 杯無鹽蔬菜高湯**
- **½ 罐（每罐約 425 公克）椰奶**
- **1 顆萊姆皮與果汁**
- **½ 杯新鮮香菜葉，切碎，分次加入**
- **1½ 杯蓬鬆糙米飯（223 頁），分次加入**

1. 將橄欖油倒入大型鑄鐵鍋或高湯鍋，以中火加熱；加入洋蔥拌炒 4-5 分鐘至其軟化；倒入大蒜、薑、印度什香粉、鹽、黑胡椒與卡宴辣椒粉，翻炒 30-60 秒，至香味釋出；拌入白花椰菜、鷹嘴豆、碎蕃茄與蔬菜高湯；轉成中大火，微滾煮 15 分鐘，至白花椰菜徹底軟化。
2. 離火後倒入椰奶、萊姆皮與汁、一半的香菜。試試味道，需要的話再調整調味。
3. 將咖哩盛在飯上，撒上剩餘的香菜。
4. 剩餘的咖哩分裝至可微波的密封容器保存，冷藏至多 5 天。以微波高溫加熱 2-3 分鐘，適時攪拌至內部熟透。

替代方式：嘗試用藜麥代替米飯，增加蛋白質攝取。

烹飪技巧：秤量倒入鍋中的椰奶之前，記得先將脂肪與水分混合均勻。另外，可於生鮮食品區購買切好的白花椰菜，節省備料時間。

變化技巧：可用約 453 公克的切丁無骨去皮雞胸肉代替花椰菜，做成肉類版本。

每份：總卡路里 323；總脂肪 12g；飽和脂肪 5g；膽固醇 0mg；鈉 444mg；鉀 430mg；總碳水化合物 44g；纖維 9g；糖 8g；蛋白質 11g

焗烤帕瑪森茄子千層

素食・完整一餐

4 份　準備時間：20 分鐘　烹飪時間：20 分鐘

帕瑪森茄子作為經典的素食主菜是有原因的。茄子質地厚實，浸在熱的義式蕃茄醬和新鮮融化的莫札瑞拉起司中，依然能保有口感。我們用高溫烘烤茄子以取代裹粉，接著撒上麵包粉、大蒜與帕瑪森乳酪，製作起來快速又萬無一失。

1 大顆茄子，切厚片
2 大匙橄欖油，分次加入
¼ 茶匙猶太鹽或海鹽
¼ 茶匙黑胡椒粉
1 杯日式麵包粉
¼ 杯現刨帕瑪森乳酪
5-6 瓣大蒜，去皮切末
約 **227** 公克新鮮莫札瑞拉起司，切片
1½ 杯低鈉義式蕃茄醬
½ 杯新鮮羅勒葉，撕碎

1. 烤箱預熱攝氏 220 度。
2. 將茄子片抹上 1 大匙橄欖油，撒上鹽與黑胡椒；置於大烤盤上，烘烤 10-12 分鐘，至內部軟化周圍酥脆；取出茄子，烤箱調至低溫燒烤的溫度。
3. 取一個碗，將剩餘的橄欖油、麵包粉、帕瑪森乳酪與大蒜拌勻。
4. 將放涼的茄子取出並清理烤盤。於同一個烤盤上製作茄子千層，將一片茄子、一片莫札瑞拉乳酪、一大匙義式蕃茄醬和 1 大匙混合麵包粉依序堆疊，各種食材重複 2 層；放入烤箱 3-4 分鐘，至乳酪融化冒泡。

替代方式：使用無麩質日式麵包粉製作無麩質版本。

烹飪技巧：避免茄子千層過度濕潤，生茄子片撒上一點鹽，靜置 10 分鐘，料理前以廚房紙巾擦乾。

變化技巧：可嘗試燒烤茄子取代烘烤。用燒烤盤或戶外烤肉架時，可遵循相同料理步驟與烹飪時間。

變成一餐：搭配一份燒烤、烘烤或熱炒蔬菜，或新鮮水果。

每份：總卡路里 377；總脂肪 22g；飽和脂肪 10g；膽固醇 44mg；鈉 509mg；鉀 397mg；總碳水化合物 29g；纖維 6g；糖 11g；蛋白質 16g

烤蔬菜墨西哥捲餅

素食・完整一餐

8 份　準備時間：25 分鐘　烹飪時間：45 分鐘

烤蔬菜焦糖化的過程，為這道菜的風味增添了深度；自製的捲餅醬汁，提供了奇波雷辣椒的煙燻味。若不想使用烤箱，可將蔬菜和醬汁直接淋在飯上，加入希臘優格、香菜和酪梨就變成墨西哥蓋飯。

- 2 根櫛瓜，切丁
- 1 顆紅椒，去籽切絲
- 1 顆紫洋蔥，去皮切絲
- 2 根玉米
- 2 大匙芥花油
- 1 罐（約 425 公克）無鹽黑豆，沖洗瀝乾
- 1½ 大匙辣椒粉
- 2 茶匙孜然粉
- ⅛ 茶匙猶太鹽或海鹽
- ½ 茶匙黑胡椒粉
- 8 片（8 吋）全麥墨西哥薄餅
- 1 杯墨西哥捲餅醬（220 頁）或市售捲餅醬
- ½ 杯墨西哥風味乳酪絲
- ½ 杯原味無脂希臘優格
- ½ 杯香菜葉，切碎

1. 烤箱預熱攝氏 200 度。
2. 將櫛瓜、紅甜椒、紫洋蔥鋪在烤盤一側，玉米分開放在另一側，淋上芥花油拌勻，使所有食材均勻包覆油脂；烘烤 10-12 分鐘，至蔬菜軟化；取出烤蔬菜，將溫度調降至攝氏 190 度。
3. 將玉米粒切下，和櫛瓜、紅甜椒、洋蔥一同放入碗裡，加入黑豆、辣椒粉、孜然、鹽與黑胡椒拌勻。
4. 取 9×13 吋的烤模噴上食用油，排入墨西哥薄餅；將蔬菜黑豆餡均分至每片餅皮，倒入一半捲餅醬，撒上一半刨絲乳酪；將每片薄餅捲成墨西哥捲餅（類似春捲）的形狀，接縫處朝下；倒入剩餘的捲餅醬，撒上剩餘的乳酪，烘烤 25 分鐘，至乳酪融化冒泡。
5. 墨西哥捲餅搭配希臘優格與切碎香菜一起食用。

替代方式：嘗試以煮熟雞胸肉或瘦牛絞肉代替黑豆，做成肉類版本。

烹飪技巧：蔬菜以快炒方式取代烘烤會更快。於大平底鍋中加熱油，快炒 4-5 分鐘，至蔬菜軟化。

變化技巧：嘗試用夏南瓜、彩色甜椒，或是涼薯代替原本的蔬菜當餡料。

每份：總卡路里 335；總脂肪 15g；飽和脂肪 6g；膽固醇 19mg；鈉 557mg；鉀 289mg；總碳水化合物 42g；纖維 7g；糖 4g；蛋白質 13g

扁豆酪梨塔可

純素食・完整一餐

6份　準備時間：10分鐘　烹飪時間：35分鐘

在無肉類料理中，經常以扁豆作為肉類代替品，因其充滿蛋白質與纖維，能帶來飽足感。扁豆豐富的特性，很適合當作塔可肉、漢堡、砂鍋菜與湯的基底。使用煮熟的罐頭扁豆可加速製作時間。

1大匙芥花油
½顆黃洋蔥，去皮切丁
2-3瓣大蒜，去皮切末
1½杯乾燥扁豆
½茶匙猶太鹽或海鹽
3-3½杯無鹽蔬菜或雞高湯
2½大匙塔可香料（216頁）或市售低鈉塔可香料
16片（6吋）墨西哥玉米薄餅，烘烤過
2顆熟成酪梨，去皮切片

1. 將芥花油倒入大平底鍋或鑄鐵鍋，以中火加熱；加入洋蔥，拌炒4-5分鐘，至其軟化；加入大蒜，炒30秒至香味釋出；加入扁豆、鹽與高湯，微滾煮25-35分鐘，需要的話可加入額外高湯。
2. 當鍋內剩下少許液體、扁豆煮至帶有嚼勁，拌入塔可香料，微滾煮1-2分鐘。試試味道，需要的話再調整調味。
3. 將扁豆餡舀至薄餅，放上酪梨片一同食用。
4. 剩餘的扁豆餡放入密封容器保存，冷藏至多5天。以微波爐加熱1-2分鐘，直到熱透。

烹飪技巧：乾燥扁豆可用罐頭（煮熟）扁豆代替。將其加入炒熟的洋蔥，僅加½杯高湯及調味料，微火煮幾分鐘至食材熟透即可。

變化技巧：用扁豆塔可「肉」做墨西哥丼飯。碗裡放入煮熟米飯或藜麥，放入扁豆塔可「肉」、酪梨、香菜與原味無脂希臘優格。

每份：總卡路里400；總脂肪14g；飽和脂肪1g；膽固醇0mg；鈉336mg；鉀631mg；總碳水化合物64g；纖維15g；糖3g；蛋白質16g

蕃茄橄欖貓耳朵麵佐羅勒青醬

純素食・完整一餐

6 份　準備時間：15 分鐘　烹飪時間：25 分鐘

貓耳朵麵是形狀如耳朵的義大利麵，非常厚實且容易附著各式醬汁，和任何地中海風的食材都極為相配。喜歡的話，也可以加朝鮮薊芯、烤甜椒和莫札瑞拉起司。

340 公克貓耳朵義大利麵
2 大匙橄欖油
2 杯小蕃茄，切成 ¼
½ 杯羅勒青醬（212 頁）或市售青醬
¼ 杯卡拉馬塔橄欖，切片
1 大匙乾燥奧勒岡
¼ 茶匙猶太鹽或海鹽
½ 茶匙現磨黑胡椒
¼ 茶匙紅辣椒片
2 大匙現刨帕瑪森乳酪

1. 準備一大鍋滾水，加入貓耳朵麵並依包裝指示煮熟；瀝乾水分，將貓耳朵麵放入大型不沾平底鍋。
2. 將橄欖油倒入平底鍋，以中小火加熱；拌入小蕃茄、青醬、橄欖、奧勒岡、鹽、黑胡椒與紅辣椒片，煮 8-10 分鐘，適時地攪拌至食材熟透。
3. 撒上現刨帕瑪森乳酪一同食用。
4. 剩餘的部分裝入可微波密封容器保存，冷藏至多 5 天。以微波爐高溫加熱 1.5-2 分鐘，至食材熱透。

替代方式：喜歡的話，可用蝴蝶麵、筆尖管麵或通心粉代替貓耳朵麵。

變化技巧：本食譜也可冷食作為沙拉享用。煮熟後放涼，若有點乾可多加一點橄欖油。

變成一餐：加入熟豆腐或雞肉便是較高蛋白的一餐。

每份：總卡路里 332；總脂肪 13g；飽和脂肪 2g；膽固醇 1mg；鈉 389mg；鉀 125mg；總碳水化合物 44g；纖維 2g；糖 1g；蛋白質 9g

義式波特菇鑲料漢堡

素食・完整一餐

4 份　準備時間：20 分鐘　烹飪時間：25 分鐘

香菇煮熟時所釋放的大量鮮味，無論素食或肉食主義者都很喜歡。這款炭烤漢堡將香菇的鮮味融入義式食材，搭配麵包與新鮮芝麻葉；豆類填料則提供了符合「得舒飲食」對蛋白質與纖維的要求。

1 大匙橄欖油
4 大顆波特貝勒菇，清理擦乾
½ 顆黃洋蔥，去皮切丁
4 瓣大蒜，去皮切末
1 罐（約 **425** 公克）白腰豆，沖洗瀝乾
½ 杯新鮮羅勒葉，撕碎
½ 杯日式麵包粉
⅛ 茶匙猶太鹽或海鹽
¼ 茶匙黑胡椒粉
1 杯低鈉義式蕃茄醬，分次加入
½ 杯莫札瑞拉起司絲
4 個全麥漢堡包，烤過
1 杯新鮮芝麻葉

1. 將橄欖油倒入大型平底鍋，以中大火加熱；放入波特貝勒菇，每面煎 4-5 分鐘，至稍微軟化，轉移至烤盤。
2. 烤箱預熱至低溫炙燒的溫度。
3. 將洋蔥放入平底鍋，炒 4-5 分鐘，至稍微軟化；拌入大蒜，約 30-60 秒至香氣釋放；將洋蔥與大蒜倒入碗裡。將白腰豆加入平底鍋，用叉子將其粗略搗成泥狀；拌入羅勒、麵包粉、鹽、黑胡椒，與一半義式蕃茄醬，煮 5 分鐘。
4. 將豆類食材離火，均分至波特貝勒菇。將剩餘的義式蕃茄醬舀入填餡的菇上，撒上莫札瑞拉起司；放入烤箱燒烤約 3-4 分鐘，至乳酪融化冒泡。
5. 將填料香菇置於烤好的全麥漢堡包，放上芝麻葉。

替代方式：用素食莫札瑞拉起司代替莫札瑞拉起司，便是純素版本。

烹飪技巧：清理波特貝勒菇需以沾濕的廚房紙巾擦拭。若用水沖洗，煮的時候會過濕和軟爛。烹調之前才能清理香菇。

變化技巧：省略漢堡麵包，直接用叉子吃這些波特貝勒菇漢堡排吧！

每份：總卡路里 407；總脂肪 9g；飽和脂肪 2g；膽固醇 8mg；鈉 575mg；鉀 77mg；總碳水化合物 63g；纖維 14g；糖 12g；蛋白質 25g

馬鈴薯麵疙瘩搭配蕃茄羅勒醬

素食・完整一餐

6 份　準備時間：15 分鐘　烹飪時間：25 分鐘

義式麵疙瘩是常用於義式料理中的小顆馬鈴薯糰子，只需約 5 分鐘便可煮熟，且容易沾附濃稠的醬汁。我們的版本搭配了由香甜的聖馬札諾蕃茄（San Marzano）製成的蕃茄羅勒醬，簡單又清爽。

2 大匙橄欖油
½ 顆黃洋蔥，去皮切丁
3 瓣大蒜，去皮切末
1 罐（約 907 公克）無鹽切碎聖馬札諾蕃茄
¼ 杯新鮮羅勒葉
2 茶匙義大利綜合香料
½ 茶匙猶太鹽或海鹽
1 茶匙砂糖
½ 茶匙黑胡椒粉
⅛ 茶匙紅辣椒片
1 大匙鮮奶油（自由選擇）
約 340 公克麵疙瘩
¼ 杯現刨帕瑪森乳酪

1. 將橄欖油倒入鑄鐵鍋或高湯鍋，以中火加熱；加入洋蔥，炒 5-6 分鐘，至其軟化；加入大蒜，拌炒約 30-60 秒至香味釋出；加入蕃茄、羅勒、義大利香料、鹽、糖、黑胡椒與紅辣椒片，微火煮約 15 分鐘。喜歡的話，此時可拌入鮮奶油。若想要非常滑順的醬，將煮熟食材用浸入式攪拌器攪拌或倒入果汁機，攪打至質地滑順。試試味道，需要的話再調整調味。
2. 燉煮醬時，將麵疙瘩依包裝指示煮熟，用篩網撈起分裝至 6 個碗裡；淋上醬料，撒上帕瑪森乳酪。

替代方式：省略帕瑪森乳酪，或改用營養酵母粉（nutritional yeast）當作配料，便是純素版本。

烹飪技巧：將熱的食材透過果汁機打成泥時，打開上方小蓋，用廚房紙巾蓋住洞口，讓蒸汽可以釋放。若蓋子緊蓋，啟動果汁機時頂部可能會炸開。

變成一餐：搭配一份炙燒、熱炒或烤熟的蔬菜。

每份：總卡路里 287；總脂肪 7g；飽和脂肪 1g；膽固醇 40mg；鈉 527mg；鉀 32mg；總碳水化合物 41g；纖維 9g；糖 5g；蛋白質 10g

香濃南瓜義大利麵

素食・完整一餐

6 份　準備時間：15 分鐘　烹飪時間：30 分鐘

本食譜將煮義大利麵的澱粉水加入醬汁，使其變得濃郁滑順。帶有肉荳蔻、鼠尾草與大蒜香氣的南瓜醬，必會成為你的義大利麵醬汁新寵，尤其是氣溫逐漸下降的季節。

約 453 公克全麥寬扁麵
1 大匙橄欖油
3 瓣大蒜，去皮切末
2 大匙新鮮切碎鼠尾草
1½ 杯南瓜泥
1 杯無鹽蔬菜高湯
½ 杯低脂奶粉
¾ 茶匙猶太鹽或海鹽
½ 茶匙黑胡椒粉
½ 茶匙肉荳蔻粉
¼ 茶匙卡宴辣椒粉
½ 杯現刨帕瑪森乳酪，分次加入

1. 準備一大鍋滾水，將全麥寬扁麵依包裝指示煮熟；保留½杯煮麵水，其餘倒掉；將寬扁麵瀝乾備用。
2. 將橄欖油倒入大平底鍋，以中火加熱；加入大蒜與鼠尾草，拌炒 1-2 分鐘，至軟化且釋出香氣；拌入南瓜泥、高湯、奶粉與煮麵水，微火煮 4-5 分鐘至濃稠。加入鹽、黑胡椒、肉荳蔻、卡宴辣椒粉與一半的帕瑪森乳酪；拌入煮熟的全麥寬扁麵。
3. 將義大利麵均分至 6 個碗裡，撒上剩餘的帕瑪森乳酪。
4. 剩餘的義大利麵放入可微波密封容器保存，冷藏至多 5 天。用微波爐高溫加熱 1-3 分鐘，直到熱透。

烹飪技巧：奶粉很適合用於取代湯品和義大利麵醬汁中的鮮奶油。成品依然濃稠富有奶香，卻大幅降低脂肪。

變化技巧：嘗試用煮熟的胡桃南瓜代替一般南瓜。

變成一餐：加入煮熟的火雞絞肉香腸，便是較高蛋白質的肉類版本。

每份：總卡路里 381；總脂肪 8g；飽和脂肪 2g；膽固醇 6mg；鈉 175mg；鉀 300mg；總碳水化合物 63g；纖維 10g；糖 7g；蛋白質 15g

墨西哥風焗烤馬鈴薯

素食

8 份　準備時間：25 分鐘　烹飪時間：1 小時

這道焗烤料理是辛辣版的法式焗烤馬鈴薯（potatoes au gratin）。一樣是療癒料理，結合了低脂食材、大量馬鈴薯與辛香料和綠辣椒的豐富滋味，而變成更健康的版本。在焗烤的同時，準備炙燒或快炒蔬菜當作配菜，或一碗新鮮水果。

噴霧食用油
2 大匙芥花油
½ 顆黃洋蔥，去皮切丁
4 瓣大蒜，去皮切末
2 大匙通用（中筋）麵粉
1¼ 杯牛奶
1 大匙辣椒粉
½ 茶匙孜然粉
1 茶匙猶太鹽或海鹽
½ 茶匙黑胡椒粉
¼ 茶匙卡宴辣椒粉
1½ 杯墨西哥風乳酪絲，分次加入
1 罐（約 397 公克）綠辣椒，瀝乾
約 680 公克育空黃金馬鈴薯或紅皮馬鈴薯，切薄片
1 顆紅椒，切薄片

1. 烤箱預熱攝氏 200 度，將 9×13 吋烤盤拼上一層油。
2. 將芥花油倒入大湯鍋，中火加熱；加入洋蔥，炒 4-5 分鐘，至其軟化；拌入大蒜爆香，炒約 30-60 秒；拌入麵粉製作炒麵糊，邊攪拌邊慢慢倒入牛奶，微滾煮 5 分鐘至濃稠；拌入辣椒粉、孜然粉、鹽、黑胡椒粉與卡宴辣椒粉。離火並拌入一半乳酪絲與綠辣椒。試吃味道，若有需要再調味。
3. 將 ⅓ 的馬鈴薯片與甜椒片排滿烤模底層，放上 ¼ 的剩餘乳酪絲；重複再鋪兩層，倒上乳酪醬，撒上剩餘的乳酪絲。

4. 用鋁箔紙封住烤模，烘烤 45-50 分鐘，至馬鈴薯軟化。拿掉鋁箔紙繼續烤 5-10 分鐘，至表面稍微上色；放涼 20 分鐘後，切成 8 塊。
5. 將切塊的焗烤馬鈴薯放入可微波密封容器，冷藏至多 5 天。用微波爐高溫加熱 2-3 分鐘，直到熱透。

替代方式：無麩質版本可用無麩質通用麵粉取代通用麵粉。

烹飪技巧：可用標準廚師菜刀將馬鈴薯切成薄片，或用有手指防護板的切片器，便能快速刨出厚度一致的薯片。

變化技巧：可將馬鈴薯替換成地瓜。

每份：總卡路里 195；總脂肪 10g；飽和脂肪 4g；膽固醇 19mg；鈉 487mg；鉀 489mg；總碳水化合物 19g；纖維 2g；糖 4g；蛋白質 8g

黑豆燉菜配玉米麵包

素食・完整一餐

6 份　準備時間：20 分鐘　烹飪時間：55 分鐘

這道黑豆燉菜裡滿是洋蔥、大蒜與孜然；切丁蕃茄增添了炙燒風味；低熱量柔軟的白脫牛奶蜂蜜玉米麵包則將燉菜升級成完勝砂鍋菜。這道菜適合提前做好，拿出來加熱就能迅速完成平日晚餐。

黑豆燉菜食材：

2 大匙芥花油
1 顆黃洋蔥，去皮切丁
4 瓣大蒜，去皮切末
1 大匙辣椒粉
1 大匙孜然粉
¼ 茶匙猶太鹽或海鹽
½ 茶匙黑胡椒粉
2 罐（每罐約 **425** 公克）無鹽黑豆，沖洗瀝乾
1 罐（約 **283** 公克）火烤切丁蕃茄
½ 杯新鮮香菜，切碎

玉米麵包食材：

1¼ 杯粗粒玉米粉
½ 杯通用（中筋）麵粉
½ 茶匙泡打粉
¼ 茶匙小蘇打粉
⅛ 茶匙猶太鹽或海鹽
1 杯低脂白脫牛奶
2 大匙蜂蜜
1 大顆雞蛋

製作黑豆燉菜：

將芥花油倒入大鑄鐵鍋或高湯鍋，以中火加熱；加入洋蔥，拌炒 4-6 分鐘，至其軟化；拌入大蒜、辣椒粉、孜然、鹽與黑胡椒，煮 1-2 分鐘，至香氣釋出；加入黑豆與蕃茄丁，微滾煮 15 分鐘；離火拌入新鮮香菜。試試味道，若有需要再調味。

製作玉米麵包：

1. 烤箱預熱攝氏 190 度。
2. 燉煮黑豆時，可製作玉米麵包配料。取一個碗將粗粒玉米粉、麵粉、泡打粉、小蘇打粉與鹽拌勻；於量杯中將白脫牛奶、蜂蜜與雞蛋拌勻後倒入混合的麵粉中，輕輕拌勻。
3. 將燉黑豆裝入可烘烤的碗或盤子。接著，一匙一匙放上玉米麵包糊，用刮刀將麵糊鋪勻；烘烤 30 分鐘，至表面的玉米麵包定型。

替代方式：製作純素食玉米麵包，用 1 杯杏仁奶／豆奶加入 1 茶匙白醋，代替脫脂牛奶，同時省略蜂蜜。

烹飪技巧：加入黑豆或液體前，於鍋中放入香料和香草以釋放食材本身的油脂，使燉菜風味更濃郁。

變化技巧：嘗試用斑豆（pinto beans）代替黑豆。

每份：總卡路里 359；總脂肪 7g；飽和脂肪 1g；膽固醇 37mg；鈉 409mg；鉀 408mg；總碳水化合物 61g；纖維 10g；糖 11g；蛋白質 14g

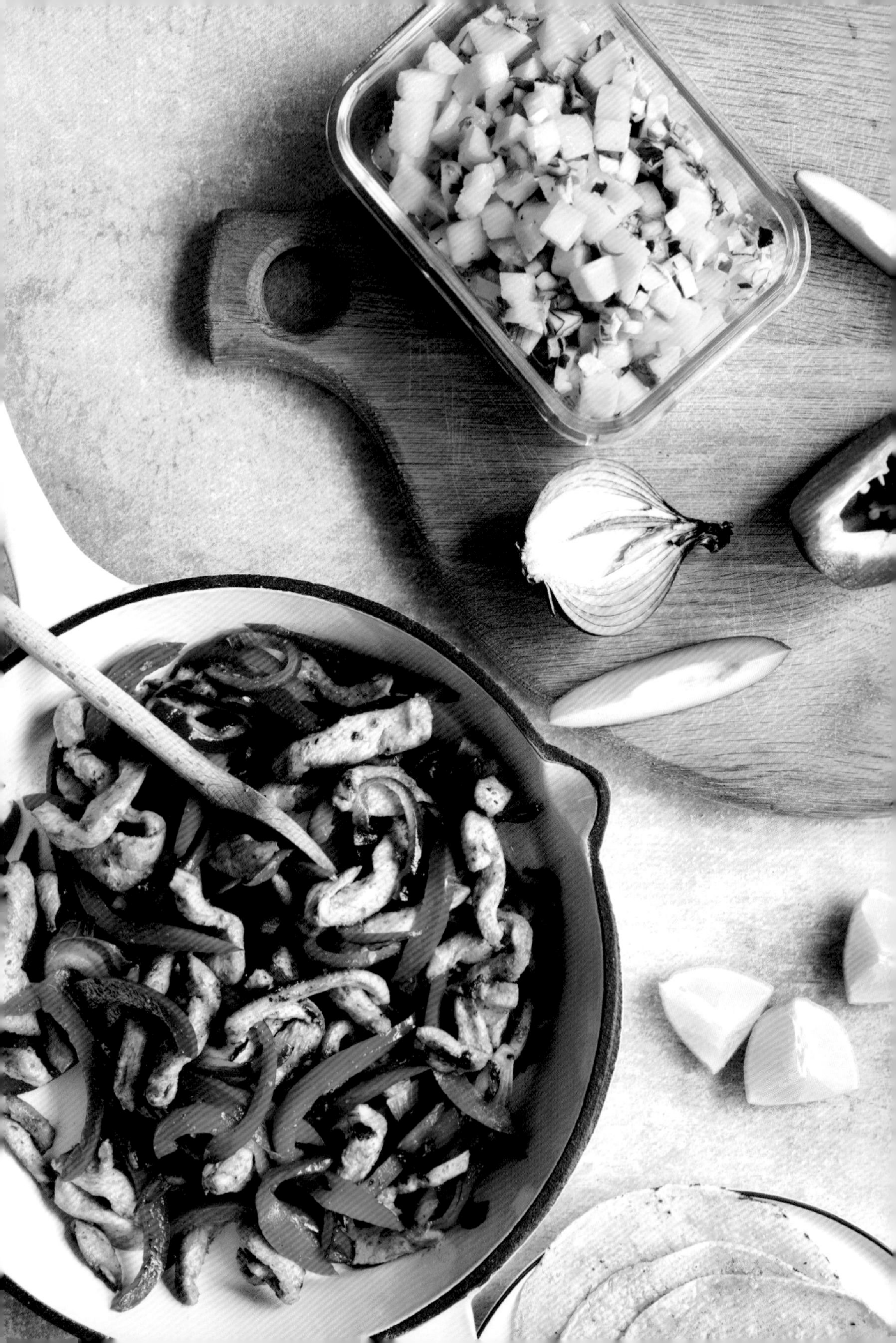

8

海鮮與家禽主菜

烤鮭魚佐阿根廷青醬

完整一餐・30分鐘內

4份　準備時間：15分鐘　烹飪時間：10分鐘

鮭魚富含omega-3脂肪酸，對心臟與腦部健康非常重要，其脂肪含量多，很適合搭配清爽的香草醬料如阿根廷青醬。這道料理充滿新鮮風味且30分鐘內能完成。

阿根廷青醬食材：

½ 杯平葉義大利香芹
¼ 杯新鮮香菜
½ 根墨西哥辣椒，去籽
4 瓣大蒜，去皮
¼ 杯紅葡萄酒醋
2 大匙橄欖油
1 茶匙蜂蜜
1 茶匙乾燥奧勒岡
½ 茶匙猶太鹽或海鹽
¼ 茶匙黑胡椒粉

烤鮭魚食材：

4 片（約113公克）鮭魚，保留魚皮
1 大匙橄欖油
2 茶匙辣椒粉
⅛ 茶匙猶太鹽或海鹽
⅛ 茶匙黑胡椒粉

製作阿根廷青醬：

將所有阿根廷青醬食材放入食物調理機，攪打至青醬般的質地。試試味道，若有需要再調整調味。舀入密封容器，放進冰箱冷藏。

製作烤鮭魚：

1. 烤爐以中火預熱；鮭魚片抹上橄欖油，並用辣椒粉、鹽與黑胡椒粉調味；將魚片放上烤爐，帶皮面朝下約烤10分鐘，至叉子能輕易將魚肉分離。
2. 將阿根廷青醬淋上鮭魚排一同食用。

替代方式：想要的話，可使用任何白身魚代替鮭魚。

變化技巧：阿根廷青醬裡，嘗試用新鮮奧勒岡代替香菜，會有獨特味道。

變成一餐：搭配烤蔬菜與蓬鬆糙米飯（223頁）。

每份：總卡路里341；總脂肪25g；飽和脂肪5g；膽固醇70mg；鈉532mg；鉀127mg；總碳水化合物4g；纖維1g；糖2g；蛋白質26g

杏仁酥皮鮪魚餅

30分鐘內

4份　準備時間：15分鐘　烹飪時間：15分鐘

鮪魚罐頭富含蛋白質且已經煮熟，是個簡單快速的食材。加入義大利麵、砂鍋菜或沙拉便是令人飽足的一餐。有些鮪魚罐頭鈉含量高，最好比較營養標示，選擇低鈉含量的罐頭。

½ 杯杏仁
約 255 公克長鰭鮪魚罐頭
2 大顆雞蛋
½ 杯日式麵包粉
¼ 杯新鮮香芹，切碎
½ 顆黃檸檬皮與果汁
1 大匙第戎芥末
1 茶匙義大利綜合香料
¼ 茶匙猶太鹽或海鹽
¼ 茶匙黑胡椒粉
2 大匙橄欖油

1. 將杏仁放入食物調理機，攪打至碎狀；倒入一個淺盤。
2. 清理食物調理機；放入鮪魚、雞蛋、麵包粉、香芹、檸檬皮與果汁、第戎芥末醬、義大利綜合香料、鹽與黑胡椒，攪打至泥狀；用刮刀將食物調理機內的食材取出，做成4份餅狀，表面壓上杏仁碎粒。
3. 橄欖油倒入平底鍋以中火加熱；將魚餅放入熱油中，每面炸約3分鐘，至表面上色和酥脆。
4. 剩餘的部分裝入可微波密封容器，保存3-4天。以微波爐高溫加熱1-2分鐘，至內部熱透。

替代方式：若喜歡，可用蟹肉罐頭代替鮪魚罐頭。

烹飪技巧：魚餅也可用烤箱烹調。置於烤盤上，以攝氏 200 度烤 10 分鐘。

變化技巧：杏仁可用核桃、葵花籽或南瓜籽代替。

變成一餐：搭配一份沙拉或燒烤、快炒或炙燒蔬菜。

每份：總卡路里 293；總脂肪 19g；飽和脂肪 3g；膽固醇 124mg；鈉 435mg；鉀 324mg；總碳水化合物 11g；纖維 3g；糖 1g；蛋白質 20g

菠菜費達乳酪鮭魚堡

完整一餐・30 分鐘內

4 份　準備時間：10 分鐘　烹飪時間：20 分鐘

想要享受喜愛的食物，同時增添益於心臟的脂肪，做鮭魚堡準沒錯。這個版本帶有希臘風食材，像是費達乳酪、菠菜、蒔蘿、小黃瓜、蕃茄與希臘優格。整份餐點只需半小時便能完成，平日也能輕鬆上菜。

約 453 公克鮭魚排，去皮
1 杯新鮮菠菜，切碎
½ 杯日式麵包粉
¼ 杯壓碎費達乳酪
1 大顆雞蛋
1 大匙第戎芥末
½ 茶匙乾燥蒔蘿
¼ 茶匙猶太鹽或海鹽
¼ 茶匙黑胡椒粉
½ 杯原味無脂希臘優格
½ 根小黃瓜，切片
1 顆牛番茄，切片

1. 烤箱預熱攝氏 200 度，烤盤鋪上烘焙紙。
2. 將鮭魚放入食物調理機絞碎；倒入碗中，加入菠菜、麵包粉、費達乳酪、蛋、第戎芥末、蒔蘿、鹽與黑胡椒拌勻；用手塑型成 4 個漢堡排，置於烘焙紙上烘烤 20 分鐘，至內部溫度達約 63 度。
3. 於漢堡排上放一大匙希臘優格與小黃瓜、蕃茄片一同食用。
4. 剩餘的部分放入可微波密封容器，冷藏至多 3-4 天。用微波爐高溫加熱 2-3 分鐘，至內部熱透。食用前再加上其他配料。

替代方式：可用火雞絞肉或雞肉代替鮭魚，做成無魚版本。

烹飪技巧：鮭魚漢堡排也可用爐火烹調。在烤鍋或煎鍋裡，以中火加熱一大匙油；放入漢堡排，每面煎 4-5 分鐘。

變化技巧：若想要，可用白身魚，例如鱈魚、大比目魚或黑線鱈代替鮭魚。

每份：總卡路里 238；總脂肪 8g；飽和脂肪 2g；膽固醇 109mg；鈉 453mg；鉀 106mg；總碳水化合物 10g；纖維 1g；糖 3g；蛋白質 30g

巴薩米克風味脆雞腿

30分鐘內

4份　準備時間：10分鐘　烹飪時間：20分鐘

酸甜美味的醬汁與炙燒雞腿排是絕妙的搭配，加上蔬菜、湯或穀物的配菜，便是全家都喜愛且30分鐘內就能完成的平日晚餐。

¼ 杯巴薩米克醋
2 大匙蜂蜜
1 大匙低鈉醬油
3 瓣大蒜，去皮切末
1 大匙芥花油
約 **453** 公克無骨去皮雞腿排
¼ 茶匙猶太鹽或海鹽
¼ 茶匙黑胡椒粉

1. 將烤箱預熱攝氏190度。
2. 取一個小碗，將巴薩米克醋、蜂蜜、醬油與大蒜拌勻。
3. 將芥花油倒入可烘烤的平底鍋，以中大火加熱；雞腿排以鹽和黑胡椒調味。待平底鍋夠熱時，放入雞腿排，煎至表面酥脆，約5分鐘；翻面煎約2-3分鐘，加入醬汁煮至微滾；放入烤箱烘烤10分鐘，至內部溫度達到約74度。
4. 烤好後直接上菜，或是放入可微波密封容器，冷藏保存至多5天。用微波爐高溫加熱1-2分鐘，至內部熱透。

替代方式：可用無麥麩醬油（tamari）代替醬油，做成無麩質版本。

烹飪技巧：煎肉時，放入平底鍋中不要移動食材，用中火煎至底部稍微上色且酥脆。若太頻繁翻面或移動，便無法形成酥脆外衣。

變化技巧：可嘗試用4盎司的瘦牛排代替雞腿排。

每份：總卡路里227；總脂肪10g；飽和脂肪2g；膽固醇65mg；鈉385mg；鉀14mg；總碳水化合物12g；纖維0g；糖9g；蛋白質21g

鮮蝦麵與薑高湯

完整一餐

6份　準備時間：15分鐘　烹飪時間：35分鐘

湯麵特別受歡迎是有原因的。充滿薑、蒜和辣椒風味的湯頭，加上彈牙多汁的蝦仁、清脆蔬菜和有嚼勁的糙米米粉，煮起來省時又充滿美妙亞洲風味的一餐。

湯頭食材：

約453公克鮮蝦，去腸泥，分次加入
2杯無鹽魚高湯
2吋生薑，去皮切片
2茶匙辣椒蒜頭醬
½ 茶匙猶太鹽或海鹽
½ 茶匙黑胡椒粉

湯麵食材：

約228公克糙米河粉
1大匙芥花油
½ 顆黃洋蔥，去皮切細絲
1顆紅椒，去籽切細絲
1杯甜豌豆，切細片
4瓣大蒜，去皮切末
¼ 茶匙猶太鹽或海鹽
½ 杯新鮮香菜（自由選擇）

製作湯頭：

蝦去殼，將殼放入一個大鍋，蝦仁放一旁備用；將魚高湯、薑、辣椒大蒜醬、鹽與黑胡椒放入鍋中，微滾煮15分鐘。

製作湯麵：

1. 燉煮湯頭時，準備一鍋滾水，根據包裝指示將米粉煮熟。
2. 保留鍋子，以中火加熱芥花油；加入黃洋蔥、紅椒與甜豌豆，炒4-5分鐘，至蔬菜軟化；加入蝦仁煮2-3分鐘，再拌入大蒜與鹽。
3. 將米粉與蝦仁均分成6碗後倒入高湯。想要的話，撒上香菜葉。

替代方式：若找不到糙米米粉，可用全麥義大利麵。

烹飪技巧：若要湯頭更濃郁，可燉煮一小時。

變化技巧：想要的話，可用雞肉或鮭魚代替蝦仁。

每份：總卡路里 272；總脂肪 5g；飽和脂肪 1g；膽固醇 115mg；鈉 430mg；鉀 200mg；總碳水化合物 36g；纖維 4g；糖 3g；蛋白質 20g

鮮蝦蔬菜義大利麵

完整一餐

6 份　準備時間：20 分鐘　烹飪時間：40 分鐘

鮮蝦蔬菜義大利麵這種料理，感覺在高級餐館才會出現，但其實在家中就能製作！多汁蝦仁、多色蔬菜與柔順的義大利麵，必能讓你感到滿足。這道料理也適合裝入容器，隔天加熱食用。

約 **340** 公克全麥義大利麵
1½ 大匙無鹽奶油
1 小顆花椰菜，切碎
1 顆紅椒，去籽切碎
約 **453** 公克生蝦仁，去腸泥去殼
1 杯冷凍青豆
1 杯嫩菠菜
5 瓣大蒜，去皮切末
¾ 茶匙猶太鹽或海鹽
½ 茶匙黑胡椒粉
¼ 茶匙紅辣椒片
1 顆黃檸檬皮與果汁
½ 杯無鹽蔬菜、雞或魚高湯
½ 杯現刨帕瑪森乳酪
¼ 杯平葉義大利香芹，切碎

1. 準備一大鍋滾水，將義大利麵根據包裝指示煮熟；保留 ¼ 杯煮麵水，其餘瀝乾。
2. 將奶油加入鑄鐵鍋或大湯鍋，用中火加熱；加入花椰菜與紅椒，炒 2-3 分鐘，至其稍微軟化；加入鮮蝦、青豆與菠菜，拌炒 2-3 分鐘，至蝦仁變色；拌入大蒜、鹽、黑胡椒與紅辣椒片，煮至香氣釋出。
3. 加入保留的煮麵水、檸檬皮與果汁，以及高湯，微滾煮 6-8 分鐘，經常攪拌至湯汁變濃稠狀。
4. 離火後拌入帕瑪森乳酪與義大利香芹。試味道，若需要再調整調味。
5. 剩餘的部分裝入可微波密封容器，冷藏至多 3-4 天。用微波爐加熱 2-3 分鐘，直到熱透。

替代方式：用兩杯切片香菇代替蝦仁，可做成素食。

烹飪技巧：酸性食材，如檸檬汁或醋，能為料理增添一點鹹味。可用於減低鹽份攝取，卻不犧牲風味。

變化技巧：除了用花椰菜、紅椒與甜豌豆，也可試試地中海風味的版本，烤甜椒、日曬蕃茄乾與卡拉馬塔橄欖。

每份：總卡路里 369；總脂肪 7g；飽和脂肪 2g；膽固醇 125mg；鈉 546mg；鉀 469mg；總碳水化合物 43g；纖維 9g；糖 5g；蛋白質 30g

印度香料烤雞肉串

4 份　準備時間：20 分鐘　烹飪時間：15 分鐘 加上至少 30 分鐘冷藏時間

稍微醃一下，這些中東風味的烤肉串便是能簡單快速上菜的晚餐。檸檬、大蒜、薑與辛香料風味爆棚，搭配茄子和蕃茄一同烤至完美。可於前一晚醃製，搭配米飯或藜麥，就是完整的一餐。

- ½ 杯原味無脂希臘優格
- 1 顆黃檸檬皮與果汁
- 4 瓣大蒜，去皮切末
- 1 吋生薑，去皮切末
- 2 大匙自製印度什香粉（215 頁）或市售印度什香粉
- ¼ 茶匙猶太鹽或海鹽，分次加入
- ¼ 茶匙卡宴辣椒粉
- 約 453 公克無骨去皮雞胸肉，切塊
- ½ 根茄子，切塊
- 2 杯小蕃茄，切半
- 1 大匙橄欖油

1. 取一個大型密封塑膠袋，放入希臘優格、檸檬皮與汁、大蒜、薑、印度什香粉，及一半的鹽與卡宴辣椒粉；用手搖晃塑膠袋混合。放入雞肉塊密封，冷藏至少 30 分鐘或隔夜。
2. 將切塊的茄子與蕃茄放入小碗，跟橄欖油拌勻，再撒上剩餘的鹽。
3. 烤爐或烤盤用中大火預熱；將醃好的雞肉、茄子與蕃茄串起來，剩餘的醃料丟棄；將肉串烤 15-18 分鐘，經常翻轉，至雞肉溫度達到約攝氏 74 度、蔬菜軟化且外層酥脆。

替代方式：用白花椰菜代替雞肉可做成素食。確保花椰菜需稍微煮過再串起來，可蒸 5-6 分鐘，至稍微軟化。

變成一餐：搭配糙米、藜麥或全麥庫斯庫斯，就是完整的一餐。

每份：總卡路里 215；總脂肪 7g；飽和脂肪 2g；膽固醇 71mg；鈉 522mg；鉀 407mg；總碳水化合物 13g；纖維 3g；糖 4g；蛋白質 26g

雞肉丸義大利麵

完整一餐

8 份　準備時間：20 分鐘　烹飪時間：30 分鐘

這種肉丸較傳統牛豬肉混合的肉丸精瘦，卻因第戎芥末而富含風味且多汁。全麥義大利麵提供許多纖維，預先準備的義式蕃茄醬也讓備料變得輕鬆。在煮肉丸的同時，準備義大利麵，並加熱義式蕃茄醬，便會大幅節省在廚房的時間。

約 907 公克雞絞肉
2 大顆雞蛋
½ 杯日式麵包粉
1 大匙現刨帕瑪森乳酪
1 大匙第戎芥末醬
½ 大匙義大利綜合香料
½ 茶匙猶太鹽或海鹽
½ 茶匙黑胡椒粉
⅛ 茶匙紅辣椒片
340 公克全麥義大利麵
1 瓶（約 680 公克）低鈉義式蕃茄醬

1. 烤箱預熱攝氏 190 度；將烤架置於烤盤上，噴上食用油。
2. 取一個鋼盆，將雞絞肉、蛋、麵包粉、帕瑪森乳酪、第戎芥末、義大利綜合香料、鹽、黑胡椒與紅辣椒片拌勻；捏成 5 公分大的肉丸，排在烤架上；烤 18-22 分鐘，至肉丸內部溫度到達攝氏 74 度。
3. 烤肉丸的同時，準備一鍋熱水，按照義大利麵包裝指示將其煮熟。
4. 將義大利蕃茄醬倒入湯鍋或平底鍋，經常攪拌煮至微滾。食用時，將肉丸放在義大利麵上，再舀上義式蕃茄醬。

替代方式：無麩質版本可改用無麩質義大利麵與日式麵包粉，並仔細閱讀義式蕃茄醬和第戎芥末醬的營養成份，確定是無麩質。

變化技巧：用瘦牛絞肉或火雞肉代替雞肉。

變成一餐：搭配碳烤、快炒或烘烤蔬菜。

每份：總卡路里 426；總脂肪 15g；飽和脂肪 3g；膽固醇 148mg；鈉 394mg；鉀 168mg；總碳水化合物 40g；纖維 5g；糖 5g；蛋白質 29g

墨西哥辣椒萊姆鐵板雞佐芒果莎莎醬

完整一餐

4 份　準備時間：20 分鐘　烹飪時間：20 分鐘 **加上冷藏 30 分鐘**

墨西哥烤雞（fajitas）是全家的最愛，加上這個版本簡單又快速。醃料幾分鐘就能搞定，芒果莎莎醬除了帶來新鮮度、色彩和多樣風味，更提供大量營養。墨西哥烤雞搭配玉米薄餅是較健康的選擇，因其由全穀製成，包含極少的食材。

芒果莎莎醬食材：

1 顆芒果，去皮去核，切丁
½ 根墨西哥辣椒，去籽切細末
¼ 顆紫洋蔥，去皮切小丁
½ 杯新鮮香菜，切碎
2 顆萊姆皮與汁
¼ 茶匙猶太鹽或海鹽
¼ 茶匙黑胡椒粉

墨西哥烤雞肉食材：

約 453 公克無骨去皮雞胸肉，切成 1.5 公分條狀
½ 杯辣椒萊姆醃料（213 頁）
2 顆紅椒，去籽切絲
1 顆紫洋蔥，去皮切絲
8 片（6 吋）墨西哥玉米薄餅，烤過
1 顆酪梨，去皮切片

製作芒果莎莎醬：

將莎莎醬食材全部放入碗裡拌勻，蓋上蓋子冷藏備用。

製作墨西哥烤雞肉：

1. 將雞胸肉條與醃料放入含蓋的碗，或是大型密封塑膠袋，搖晃均勻，冷藏至少 30 分鐘。
2. 以中火加熱平底鍋；加入雞肉，炒 3-4 分鐘至變色；再加入紅椒與洋蔥，煎 3-4 分鐘，至雞肉完全煮熟、甜椒與洋蔥軟化。
3. 將雞肉、甜椒與洋蔥放在玉米薄餅上，放上酪梨與芒果沙沙醬。
4. 將剩餘的雞肉、甜椒與洋蔥放入可微波密封容器，冷藏至多 5 天。用微波爐加熱雞肉 1-2 分鐘，直到熱透。莎莎醬放入密封容器，可冷藏保存 2-3 天。

替代方式：若要做素食，試試用地瓜或黑豆代替雞肉。

烹飪技巧：玉米薄餅最適合用乾燥炙熱的平底鍋，直接在爐火上烘烤至兩面稍微上色。

變化技巧：除了芒果，也可將鳳梨、奇異果或哈密瓜放入莎莎醬。

每份：總卡路里 414；總脂肪 11g；飽和脂肪 1g；膽固醇 70mg；鈉 458mg；鉀 487mg；總碳水化合物 54g；纖維 6g；糖 14g；蛋白質 27g

墨西哥焗烤雞肉玉米餅千層

完整一餐

8 份　準備時間：20 分鐘　烹飪時間：35 分鐘

這道焗烤裡有層層的玉米薄餅、調味的雞絞肉與蔬菜，簡單自製的捲餅醬配上乳酪、香菜、酪梨與濃郁的希臘優格，更是將其提升到一個層次。最棒的是幾分鐘就能組裝完畢，能輕鬆客製化，也是全家都會喜歡的餐點。切成片放入密封容器也很容易保存。

- 1 大匙芥花油
- 1 顆黃洋蔥，去皮切丁
- 1 顆紅椒，去籽切丁
- ½ 根墨西哥辣椒，去籽切丁
- 約 907 公克雞絞肉
- 4 瓣大蒜，去皮切末
- 2 大匙塔可香料（216 頁）
- 8 片（8 吋）全麥墨西哥薄餅
- 1 杯自製墨西哥捲餅醬（220 頁）或市售捲餅醬
- ¾ 杯墨西哥風味乳酪絲
- 1 顆酪梨，去皮切丁
- ¼ 杯無脂原味希臘優格
- ¼ 杯新鮮香菜，切碎

1. 烤箱預熱攝氏 190 度；將 9×9 吋烤盤噴上一層油。
2. 在平底鍋內以中火加熱芥花油；加入洋蔥、紅椒與墨西哥辣椒，炒 4-5 分鐘，直到軟化；加入雞絞肉，再炒 5-7 分鐘，經常攪拌避免肉結塊，炒至雞肉煮熟；拌入大蒜與塔可香料；關火。
3. 在烤盤內鋪上 3 片薄餅，可重疊；鋪上 ⅓ 雞肉、⅓ 醬汁與 ⅓ 乳酪絲；重複再鋪兩層，最後放上乳酪絲；烘烤 20 分鐘，至乳酪融化冒泡。
4. 切成 8 片，放上酪梨、希臘優格和香菜。
5. 剩餘的部分放入可微波密封容器，冷藏至多 5 天。用微波爐高溫加熱 2-3 分鐘，直到熱透。

替代方式：嘗試用玉米薄餅代替全麥薄餅，做成無麩質版本。

烹飪技巧：將大量大蒜去皮，放入小型食物調理機打碎，手邊便隨時有蒜末可使用。放入密封容器或塑膠袋冷凍保存。

變化技巧：想要的話，可用火雞絞肉、低脂牛絞肉或豬絞肉代替雞肉。

每份：總卡路里 376；總脂肪 21g；飽和脂肪 1g；膽固醇 109mg；鈉 535mg；鉀 179mg；總碳水化合物 32g；纖維 5g；糖 3g；蛋白質 30g

墨西哥風甜椒鑲火雞

完整一餐

6 份　準備時間：15 分鐘　烹飪時間：1 小時 10 分鐘

這些甜椒內塞滿調味的火雞肉與黑豆內餡，搭配牽絲的乳酪一起烘烤。不但能輕鬆吃到多份蔬菜，也能提前備料和烤好。

- 6 顆紅椒，去蒂作為蓋子
- ½ 杯水
- 1 大匙芥花油
- ½ 顆黃洋蔥，去皮切丁
- 約 680 公克火雞絞肉
- 4 瓣大蒜，去皮切末
- 2 大匙自製塔可香料（216 頁）或市售低鈉塔可香料
- 2 大匙無鹽蕃茄糊
- ½ 茶匙猶太鹽或海鹽
- 1 罐（約 425 公克）火烤切丁小蕃茄，瀝乾
- 1 罐（約 425 公克）黑豆，沖洗瀝乾
- 1 罐（約 113 公克）切碎綠辣椒
- ½ 杯新鮮香菜，切碎
- 1 杯蒙特瑞傑克（Monterey Jack）乾酪絲

1. 烤箱預熱攝氏 190 度、烤盤噴上食用油；將甜椒置於烤盤上，加入 ½ 杯水，用鋁箔紙覆蓋烤盤；烘烤 15 分鐘後取出。
2. 在平底鍋內以中火加熱芥花油；加入洋蔥與火雞絞肉，炒 7-10 分鐘，至火雞肉上色；拌入蒜末、塔可香料、蕃茄糊與鹽；加入蕃茄丁、黑豆與綠辣椒，煮至微滾；離火拌入香菜。試試味道，視需求調整調味。
3. 將甜椒置於烤盤上，填入火雞黑豆餡料；不加蓋烤 35-40 分鐘，至甜椒軟化；放上蒙特瑞傑克乾酪，烤 5-10 分鐘，至乳酪冒泡。
4. 剩餘的部分放入可微波密封容器保存。用微波爐高溫加熱 2-3 分鐘，直到熱透。

替代方式：用 2 杯煮熟糙米代替火雞絞肉可做成素食。

烹飪技巧：若甜椒無法站立，切除底部一小部分，可保持平穩。

變化技巧：用義大利綜合香料代替塔可香料、白腰豆代替黑豆、香芹代替香菜、最後省略綠辣椒，便是義式風味的鑲甜椒。

每份：總卡路里 374；總脂肪 15g；飽和脂肪 6g；膽固醇 95mg；鈉 528mg；鉀 418mg；總碳水化合物 27g；纖維 7g；糖 4g；蛋白質 30g

週間單鍋火雞肉塔可

完整一餐・30 分鐘內

6 份　準備時間：10 分鐘　烹飪時間：20 分鐘

只需幾樣簡單食材，與幾分鐘的備料時間，就能在 30 分鐘內完成這道週間單鍋料理。地瓜與黑豆含大量纖維；火雞肉則提供蛋白質，使料理有飽足感。用你最喜歡的塔可配料，就能變成簡單又令人垂涎三尺的平日晚餐。

1 大匙芥花油
2 顆地瓜，去皮切丁
約 453 公克火雞絞肉（93% 瘦肉）
1½ 大匙自製塔可香料（216 頁）
¾ 茶匙猶太鹽或海鹽
1 罐（約 425 公克）無鹽黑豆
1 杯簡易蕃茄莎莎醬（211 頁）或市售新鮮莎莎醬
15 片墨西哥玉米脆片（corn tortilla chip），壓碎
1 顆酪梨，去皮切丁
1 杯生菜切絲

1. 於大平底鍋內以中火加熱芥花油；加入地瓜丁，持續拌炒約 10 分鐘，至稍微軟化；加入火雞絞肉，炒 7-8 分鐘，至絞肉上色；拌入塔可香料與鹽。
2. 將黑豆與莎莎醬加入鍋內，煮至微滾。
3. 關火，將料理均分至碗裡，撒上玉米脆片、酪梨丁與刨絲生菜。
4. 剩餘的部分放入可微波密封容器，冷藏至多 5 天。用微波爐高溫加熱 2-3 分鐘，至食材熱透。

替代方式：用育空黃金馬鈴薯或紅皮馬鈴薯代替地瓜。

烹飪技巧：若要加快料理時間，週末可先烤一大批地瓜丁，再加入煮熟的火雞絞肉。

變化技巧：嘗試用低脂牛肉或豬肉代替火雞絞肉。

每份：總卡路里 331；總脂肪 14g；飽和脂肪 3g；膽固醇 53mg；鈉 492mg；鉀 235mg；總碳水化合物 31g；纖維 7g；糖 6g；蛋白質 20g

義式火雞肉餅

8 份　準備時間：15 分鐘　烹飪時間：50 分鐘

常見的肉餅（又稱肉羅夫）加入義大利綜合香料、莫札瑞拉起司和義式蕃茄醬，風味大幅升級。雖然火雞肉是低脂肉類，藉由加入第戎芥末使其保持鮮嫩多汁、濕潤又富含風味。

約 680 公克火雞絞肉
½ 顆黃洋蔥，去皮切細末
5 瓣大蒜，去皮切末
2 大顆雞蛋
1 杯日式麵包粉
½ 杯新鮮平葉義大利香芹，切碎
1 大匙第戎芥末
1 大匙義大利綜合香料
¾ 茶匙猶太鹽或海鹽
½ 茶匙黑胡椒粉
½ 杯莫札瑞拉乳酪絲
½ 杯低鈉義式蕃茄醬

1. 烤箱預熱攝氏 190 度；將吐司烤模噴上食用油。
2. 取一個大碗，放入火雞肉、洋蔥、大蒜、雞蛋、麵包粉、香芹、第戎芥末、義大利綜合香料、鹽與黑胡椒拌勻。
3. 將食材倒入烤模，撒上莫札瑞拉乳酪絲，表面抹上義式蕃茄醬；烤 45-50 分鐘，至內部溫度達攝氏 74 度。
4. 放涼後，切成 8 塊。
5. 剩餘的部分放入可微波密封容器。用微波爐高溫加熱 2-3 分鐘，直到熱透。

替代方式：用無麩質日式麵包粉製作無麩質版本，並仔細閱讀食品標示，確保其它食材未含麩質。

烹飪技巧：可將食材放入瑪芬烤模，做成迷你肉餅；烤 15-25 分鐘，至烤熟為止。

變化技巧：試用低脂牛、豬或雞絞肉。

變成一餐：試著搭配香檸四季豆與杏仁（197 頁）或茴香葡萄馬鈴薯沙拉佐龍蒿醬（Tarragon Dressing，200 頁）。

每份：總卡路里 206；總脂肪 9g；飽和脂肪 3g；膽固醇 116mg；鈉 413mg；鉀 39mg；總碳水化合物 9g；纖維 1g；糖 1g；蛋白質 20g

高麗菜捲火雞肉飯

完整一餐

6 份　準備時間：20 分鐘　烹飪時間：1 小時 15 分鐘

高麗菜捲成為全家最愛的料理，或許是因為份量足以餵飽一群人。高麗菜葉、內餡和蕃茄醬可提前準備，或將整道菜提前烤好，於午餐或晚餐時再加熱。糙米與蕃茄汁提供纖維；火雞肉提供蛋白質，帶來飽足感。

蕃茄汁食材：

1 大匙芥花油
½ 顆黃洋蔥，去皮切丁
3 瓣大蒜，去皮切末
½ 大匙義大利綜合香料
1 茶匙乾燥奧勒岡
¼ 茶匙猶太鹽或海鹽
¼ 茶匙黑胡椒粉
1 罐（約 907 公克）無鹽碎蕃茄
1 茶匙砂糖

高麗菜捲食材：

12 片高麗菜葉
約 630 公克火雞絞肉
1 杯蓬鬆糙米飯（223 頁）
½ 顆黃洋蔥，去皮切末
4 瓣大蒜，去皮切末
1 大顆蛋
1 大匙第戎芥末
2 茶匙義大利綜合香料
½ 茶匙猶太鹽或海鹽
½ 茶匙黑胡椒粉
½ 茶匙煙燻甜椒粉

烤箱預熱攝氏 190 度。將 9×13 吋烤盤噴上食用油；煮一大鍋熱水。

製作蕃茄汁：

於鑄鐵鍋或小鍋內，用中火加熱芥花油；加入洋蔥，拌炒 3-4 分鐘，至其開始軟化；拌入大蒜、義大利綜合香料、奧勒岡、鹽與黑胡椒粉，拌炒 30-60 秒，至香味釋出；加入碎蕃茄與砂糖，煮至微滾，同時準備高麗菜葉。

製作高麗菜捲：

1. 將高麗菜葉放入滾水，煮 2-3 分鐘，至稍微軟化；用夾子取出，置於砧板上。
2. 取一個碗，將火雞絞肉、糙米飯、洋蔥、大蒜、蛋、第戎芥末、義大利綜合香料、鹽、黑胡椒與煙燻甜椒粉拌勻，均勻鋪在每片高麗菜葉中心，捲成墨西哥捲餅狀：從切面端開始，將菜葉捲起覆蓋內餡，再將邊邊折入；將高麗菜捲放入預備好的烤盤裡，接縫處朝下；將蕃茄汁倒在高麗菜捲周圍；蓋上鋁箔紙，烤 30-35 分鐘；拿掉鋁箔紙，再烤 20 分鐘。稍微放涼後即可食用。

3. 剩餘的高麗菜捲放入可微波密封容器，冷藏至多 5 天。用微波爐高溫加熱 2-3 分鐘，直到熱透。

替代方式：若要做得更快，用市售的低鈉義式蕃茄醬，而非自製醬汁。

烹飪技巧：週末先煮大量蓬鬆糙米飯（223 頁），可供平日入菜。

變化技巧：嘗試瘦牛絞肉或豬絞肉代替火雞肉。

每份：總卡路里 309；總脂肪 12g；飽和脂肪 3g；膽固醇 115mg；鈉 522mg；鉀 201mg；總碳水化合物 22g；纖維 6g；糖 9g；蛋白質 25g

爐火焗烤奶油火雞肉義大利麵

8 份　準備時間：**15** 分鐘　烹飪時間：**30** 分鐘

香料烤雞義大利麵（tetrazzini）是一種搭配蘑菇與青豆的傳統焗烤義大利麵。這個版本用奶粉和高湯取代鮮奶油而變得輕盈，卻因加入香芹鹽、乾燥芥末與帕瑪森乳酪而帶有濃郁風味。通常是以砂鍋烘烤，但也可以用爐火做出快速的平日晚餐。

約 **340** 公克全麥義大利麵
2 大匙芥花油
約 **453** 公克無骨去皮火雞雞胸肉，切丁
2 杯蘑菇切片
1 杯冷凍青豆
3 大匙通用（中筋）麵粉
1 杯無鹽雞高湯
½ 杯低脂奶粉
1 顆黃檸檬皮與果汁
1 茶匙粗鹽
¾ 茶匙黑胡椒粉
¼ 茶匙香芹鹽（**celery salt**）
¼ 茶匙乾燥芥末
¼ 現刨帕瑪森乳酪，分次加入
½ 杯新鮮平葉義大利香芹，切碎

1. 準備一大鍋滾水，將義大利麵依包裝指示煮熟；保留 ½ 杯煮麵水，其餘瀝乾。
2. 於鑄鐵鍋或大型平底鍋內，以中火加熱芥花油；加入火雞肉丁，炒 6-7 分鐘，至火雞肉幾乎煮熟；拌入蘑菇與青豆，持續拌炒 3-4 分鐘，至香菇煮軟。
3. 加入麵粉製作炒麵糊（roux），倒入高湯和 ½ 杯煮麵水，微滾煮 3-4 分鐘，至呈濃稠狀；拌入奶粉、檸檬皮與汁、鹽、黑胡椒、香芹鹽、乾燥芥末，及一半的帕瑪森乳酪；離火，拌入煮熟的義大利麵與切碎香芹。
4. 分裝至碗裡，撒上剩餘的帕瑪森乳酪。

替代方式：省略火雞肉，再多放 2 杯蘑菇可做成素食。

烹飪技巧：類似這樣的醬料可加入少量煮麵水，使醬汁變得濃稠，卻不含多餘的卡路里與脂肪。

變化技巧：若不喜歡香菇，可試著用切碎的花椰菜代替蘑菇。

變成一餐：搭配烘烤、快炒或燒烤蔬菜，就是完整一餐。

每份：總卡路里 314；總脂肪 6g；飽和脂肪 0g；膽固醇 35mg；鈉 527mg；鉀 262mg；總碳水化合物 39g；纖維 5g；糖 5g；蛋白質 24g

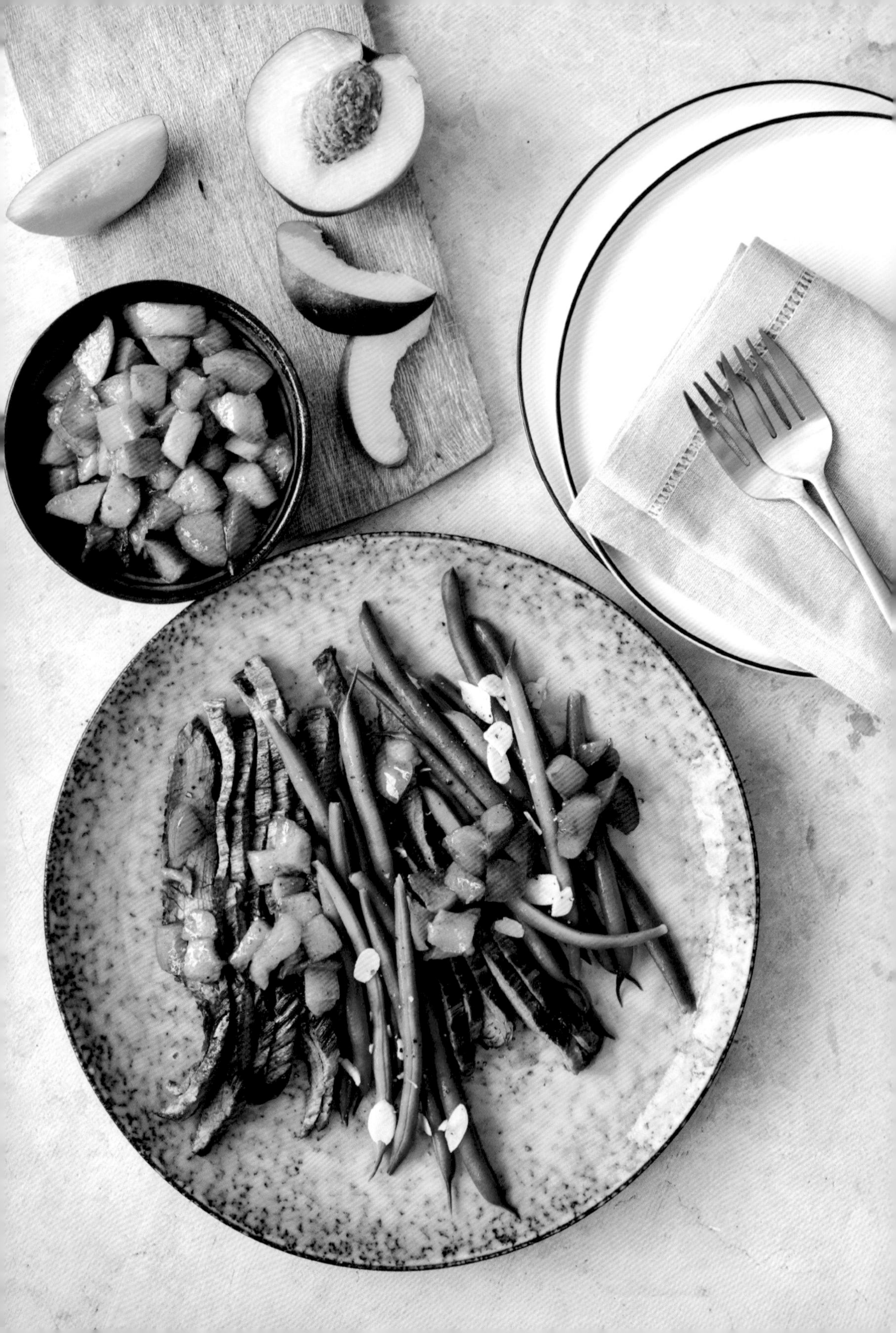

9
牛肉與豬肉主菜

烤側腹牛排佐糖煮水蜜桃

6 份　準備時間：15 分鐘　烹飪時間：25 分鐘

糖煮水果是燉煮的塊狀水果或蔬菜、香草和香料——如肉桂、薑和肉荳蔻——煮的時候廚房聞起來有如愉快的冬日假期。

糖煮水蜜桃食材：

2 顆水蜜桃，去核切丁
1 大匙蜂蜜
½ 大匙蘋果醋
¼ 茶匙肉桂粉
¼ 茶匙薑粉
¼ 茶匙肉荳蔻粉
¼ 茶匙猶太鹽或海鹽

烤側腹牛排食材：

約 630 公克側腹牛排
2 大匙芥花油
½ 茶匙猶太鹽或海鹽
¼ 茶匙黑胡椒粉

製作糖煮水蜜桃：

將水蜜桃、蜂蜜、蘋果醋、肉桂、薑粉、肉荳蔻與鹽放入湯鍋煮至微滾；經常攪拌，煮 7-10 分鐘，至水蜜桃軟化、湯汁濃稠；離火，靜置備用。

烤側腹牛排：

烤盤或烤架以中大火預熱；牛排抹上芥花油、鹽與黑胡椒；每面烤 4-6 分鐘，至內部溫度達約攝氏 68 度；於砧板上靜置 5-10 分鐘，逆紋切成薄片；均分至餐盤，搭配糖煮水蜜桃食用。

替代方式：若喜歡，可嘗試用楓糖代替蜂蜜。

烹飪技巧：側腹牛排要逆著紋理切，而非順著切，否則牛排會太有嚼勁，而不是軟嫩的口感。

變化技巧：為這道菜做出一點秋天的味道，可用當季蘋果代替水蜜桃。

變成一餐：搭配烘烤、快炒或燒烤的蔬菜。

每份：總卡路里 236；總脂肪 12g；飽和脂肪 1g；膽固醇 45mg；鈉 356mg；鉀 69mg；總碳水化合物 7g；纖維 1g；糖 5g；蛋白質 24g

牛肉炒時蔬

完整一餐

4 份　準備時間：20 分鐘　烹飪時間：20 分鐘

側腹牛排（flank）或側腹橫肌牛排（skirt steak）都很適合這個食譜，它們本身肉質嫩，也適合用快速、乾熱（dry-heat）烹調法。花椰菜和甜椒為這道菜帶來口感；快炒醬料、蔥花和芝麻則讓風味更柔和。

¾ 杯快炒醬料（222 頁）
2 大匙芥花油
約 453 公克側腹或側腹橫肌牛排，切薄片
¼ 茶匙黑胡椒粉
1 顆花椰菜，分成小朵
1 顆紅椒，切成細絲
1½ 杯蓬鬆糙米飯（223 頁）
2 根青蔥，切細絲
2 大匙芝麻

1. 準備快炒醬料。
2. 於大炒鍋或平底鍋內，以中大火加熱芥花油；牛排用黑胡椒調味，煎 4 分鐘，至外部酥脆、內部呈粉色；取出牛排，放入花椰菜與甜椒，翻炒 4 分鐘，至蔬菜稍微軟化但仍清脆。
3. 將牛排放回鍋中和蔬菜一起炒，淋上快炒醬料，微滾煮 3 分鐘後關火。
4. 炒好的食材放在飯上，撒上蔥花與芝麻粒。
5. 剩餘的部分均分至可微波密封容器內保存，冷藏至多 5 天。用微波爐高溫加熱 2-3 分鐘，至食材熱透。

變化技巧：將糙米飯改用冷凍白花椰菜飯，並依照其包裝指示煮熟。

每份：總卡路里 408；總脂肪 18g；飽和脂肪 4g；膽固醇 57mg；鈉 461mg；鉀 682mg；總碳水化合物 36g；纖維 7g；糖 7g；蛋白質 31g

地瓜鑲塔可

完整一餐

4 份　準備時間：15 分鐘　烹飪時間：1 小時 20 分鐘

地瓜是非常適合得舒飲食的食材，不但充滿維他命 A、鉀和纖維，更能為鹹食料理帶來甜味。這道餐點會先將地瓜烤熟，鑲入牛肉與黑豆的塔可餡料，放上融化起司和自己喜愛的配料。每個人都會愛上道菜！

- 4 小根地瓜
- 1 大匙芥花油
- ½ 顆黃洋蔥，去皮切丁
- 約 453 公克牛絞肉（93% 瘦肉）
- ½ 罐（每罐約 425 公克）無鹽黑豆，沖洗瀝乾
- 2 大匙塔可香料（216 頁）或市售低鈉塔可香料
- ½ 茶匙猶太鹽或海鹽
- ½ 杯墨西哥風味乳酪絲
- 1 顆酪梨，切丁
- 1 顆牛番茄，切丁
- 2 根青蔥，切細絲
- ½ 杯新鮮或罐裝莎莎醬

1. 烤箱預熱攝氏 200 度；地瓜用叉子戳洞，置於鋪好鋁箔紙的烤盤，烤 45-60 分鐘，至叉子能輕易穿透地瓜。放涼，於中間切一刀，往兩旁扳開，使中間部分露出。將烤箱轉成低溫燒烤模式。
2. 於平底鍋內，將芥花油以中火加熱；加入洋蔥，炒 4-5 分鐘，至其軟化；加入牛絞肉炒 7-8 分鐘，同時分成小塊，至表面上色；拌入黑豆、塔可香料、鹽與 ½ 杯水，微滾煮至醬汁濃稠。
3. 將塔可餡舀入地瓜，放上墨西哥乳酪，烤 2-3 分鐘，至乳酪融化冒泡但沒有燒焦。小心注意，不要烤太久。
4. 放上酪梨、蕃茄、蔥花和莎莎醬。
5. 剩餘填好餡料的地瓜，放入可微波密封容器保存，冷藏至多 5 天。微波加熱 2-3 分鐘，至內部熱透。食用前，放上酪梨、蕃茄、蔥花與莎莎醬。

替代方式：將牛絞肉換成一罐黑豆或花豆罐頭，即可做成素食。

烹飪技巧：煮熟地瓜的速成方法，就是用微波爐。選擇微波爐上「馬鈴薯」的功能，或用高溫微波 7-8 分鐘。

變化技巧：牛絞肉可用火雞絞肉或雞絞肉代替。

每份：總卡路里 550；總脂肪 19g；飽和脂肪 6g；膽固醇 80mg；鈉 541mg；鉀 834mg；總碳水化合物 59g；纖維 12g；糖 10g；蛋白質 37g

經典燉牛肉

完整一餐

8 份　準備時間：20 分鐘　烹飪時間：3.5-4 小時

燉肉便是那些可以使房子充滿家的感覺的料理之一，溫暖、療癒又讓人感到滿足。長時間燉煮將牛肉變得極其軟嫩，吸飽了洋蔥、大蒜、紅酒與新鮮百里香的風味。可依個人喜好用瓦斯爐或慢燉鍋製作。

2 大匙芥花油
約 907 公克牛肩肉
1 茶匙猶太鹽或海鹽
½ 茶匙黑胡椒粉
1 大顆黃洋蔥，去皮切絲
4 瓣大蒜，去皮
2 杯無鹽牛高湯
½ 杯不甜紅酒（自由選擇）
2 片月桂葉
5 根新鮮百里香
4 育空黃金馬鈴薯或紅皮馬鈴薯，切丁
2 根紅蘿蔔，去皮切絲

1. 於鑄鐵鍋或高湯鍋內，以中火加熱芥花油；牛肉用鹽與胡椒調味，每面煎 3-4 分鐘，至上色焦香。
2. 將洋蔥與大蒜放入鍋中，倒入牛高湯與紅酒（若要使用），煮至微滾；加入月桂葉與百里香枝葉，蓋上鍋蓋，煮 3-4 小時，至肉質軟嫩；最後 30 分鐘時，加入馬鈴薯與紅蘿蔔。試試味道，若有需要再調整調味。食用前，將月桂葉與百里香取出。

烹飪技巧：若使用慢燉鍋，將所有食材（油除外），放入鍋裡，牛肉與洋蔥在底部，紅蘿蔔和馬鈴薯在上層；高溫煮 3-4 小時或低溫煮 6-8 小時，至牛肉能用叉子輕鬆剝開。

變化技巧：燉肉中放入幾片防風草（parsnips），能增加鉀攝取量。

每份：總卡路里 320；總脂肪 12g；飽和脂肪 3g；膽固醇 82mg；鈉 430mg；鉀 401mg；總碳水化合物 17g；纖維 2g；糖 2g；蛋白質 33g

炭烤豬肉鳳梨烤肉串

6 份　準備時間：20 分鐘　烹飪時間：20 分鐘

烤肉串是經典的夏日食譜，我們的版本藉由新鮮鳳梨、紅椒與混合的蜂蜜、醬油與蘋果醋讓甜味升級。若有時間，可先將肉串醃起來，但燒烤時再刷上醬料也能一樣美味。

約 910 公克豬腰內肉，切丁
1 小顆鳳梨，削皮去芯、切丁（約 3 杯）
2 顆紅椒，去籽、切成 2 吋片狀
1 顆紫洋蔥，去皮、切成 2 吋片狀
¾ 茶匙猶太鹽或海鹽，分次加入
½ 茶匙黑胡椒粉，分次加入
1½ 茶匙芥花油
1 大匙蜂蜜
½ 大匙低鈉醬油
½ 大匙蘋果醋
½ 大匙孜然粉

1. 用中火預熱烤爐。預熱時，將豬肉丁、鳳梨、紅椒與紫洋蔥交錯串起來；用一半的鹽和一半的黑胡椒調味。
2. 取一個小碗，將芥花油、蜂蜜、醬油、蘋果醋、孜然與剩餘的鹽和黑胡椒混合；將一半的醃醬刷在肉串上。
3. 每面烤 3-4 分鐘，至豬肉溫度達約攝氏 63 度、蔬菜軟化。每次翻面時，要再刷上一層醬料。

替代方式：用豆腐丁代替豬肉可做成素食。

烹飪技巧：若使用木製竹籤，串食材之前先泡水 30 分鐘，以避免燒焦或著火。

變化技巧：可嘗試用牛排代替豬肉，芒果代替鳳梨。

變成一餐：搭配蓬鬆糙米飯（223 頁），或烤玉米毛豆沙拉（196 頁）就是完整一餐。

每份：總卡路里 381；總脂肪 14g；飽和脂肪 3g；膽固醇 119mg；鈉 423mg；鉀 844mg；總碳水化合物 17g；纖維 2g；糖 11g；蛋白質 45g

燉牛肉與香濃玉米粥

完整一餐

8 份　準備時間：20 分鐘　烹飪時間：4-8 小時

這道美味食譜是用洋蔥、大蒜與蕃茄，帶點奧勒岡與月桂葉風味的燉煮的牛肉，也可以用瓦斯爐煮。最棒的是我們搭配了玉米粥，一種由玉米粉製成的香濃乳酪粥。這道暖心的食譜最適合冬天。很難相信這是符合得舒飲食的料理。

慢燉牛肉食材：

2 大匙芥花油
約 907 公克牛肩肉，去除油脂
½ 茶匙猶太鹽或海鹽
½ 茶匙黑胡椒粉
1 顆黃洋蔥，去皮切絲
4 瓣大蒜，去皮切末
1 罐（約 907 公克）無鹽碎蕃茄
1 大匙乾燥奧勒岡
2 片月桂葉

玉米粥食材：

4 杯水或無鹽蔬菜或雞高湯
1 杯粗粒黃玉米粉
½ 茶匙猶太鹽或海鹽
1 大匙橄欖油或無鹽奶油
¼ 杯現刨帕瑪森乳酪

製作慢燉牛肉：

於大平底鍋內用中大火加熱芥花油；將牛肩肉用鹽與黑胡椒調味，放入熱油煎，每面 2-3 分鐘，至外層上色焦香；將肩肉放入慢燉鍋。於鍋中加入洋蔥、大蒜、蕃茄、乾燥奧勒岡與月桂葉；低溫煮 6-8 小時，或高溫煮 3-4 小時，至牛肉能輕易用叉子剝開；關掉慢燉鍋，取出月桂葉，將牛肉撕碎，蓋上鍋蓋備用。

製作玉米粥：

1. 燉牛肉剩 30 分鐘的時候，開始做玉米粥。將水或高湯放入大湯鍋煮滾；慢慢拌入玉米粉，轉以小火煮至微滾；玉米粥煮 30 分鐘，適時攪拌，至水分收乾、玉米粥變得綿密。
2. 離火後拌入鹽、橄欖油或奶油和帕瑪森乳酪。
3. 食用時，於大碗內舀入一大匙玉米粥，再放上一大匙燉牛肉。
4. 剩餘的部分放入可微波密封容器保存，冷藏至多 5 天。用微波爐高溫加熱 2-3 分鐘，直到熱透。

替代方式：試試用豬肉代替牛肉。

烹飪技巧：可用即食玉米粥，花 5-10 分鐘就能煮熟。

變化技巧：試用新鮮奧勒岡代替乾燥，份量使用兩倍。

每份：總卡路里 343；總脂肪 15g；飽和脂肪 4g；膽固醇 85mg；鈉 434mg；鉀 344mg；總碳水化合物 19g；纖維 3g；糖 4g；蛋白質 34g

香蒜辣味豬排

30分鐘內

4份　準備時間：10分鐘　烹飪時間：15分鐘

沒有比香蒜辣味豬排更簡單美味的料理了。做出完美豬排的秘訣，就是當肉達到攝氏63度時就從鍋子取出，我喜歡用探針式溫度計來操作。切開前，讓豬排靜置5-10分鐘，使肉質保持軟嫩多汁。

2大匙芥花油
4塊（每塊約113公克）帶骨或無骨豬排，去除肥肉
¼茶匙猶太鹽或海鹽
¾大匙香蒜辣味醃料（214頁）

1. 於大平底鍋內，以中火加熱芥花油。
2. 將豬排抹上鹽與香蒜辣味醃料；每面煎3-4分鐘，至內部溫度達攝氏63度。
3. 切開前，讓豬排靜置至少5分鐘。

替代方式：若想要，可用無骨去皮雞胸肉代替豬排。

烹飪技巧：確定油溫夠熱再放入食材，能使豬排表面金黃酥脆，避免沾鍋。

變化技巧：用烤爐烤豬排能做出經典燒烤風味。

變成一餐：搭配焦糖地瓜塊（199頁）與一份沙拉，便是完整一餐。

每份：總卡路里272；總脂肪19g；飽和脂肪5g；膽固醇66mg；鈉194mg；鉀447mg；總碳水化合物0g；纖維0g；糖：0g；蛋白質：23g

墨西哥慢燉豬肉

完整一餐

8 份　準備時間：20 分鐘　烹飪時間：3-8 小時

慢燉豬肉是長時間燉煮的多汁豬肉料理，結合洋蔥、大蒜、柑橘、辣椒粉與孜然的風味。通常會將豬肉搭配烘烤過的玉米薄餅與喜歡的配料一起食用，是富含蛋白質且風味濃郁的餐點。

約 **1360** 公克豬後腰脊肉
2 顆黃洋蔥，去皮切角狀
6 瓣大蒜，去皮切末
2 顆大柳橙皮與果汁
1 大匙辣椒粉
1 大匙孜然粉
¾ 茶匙猶太鹽或海鹽
¾ 茶匙黑胡椒粉
16 片（**6** 吋）墨西哥玉米薄餅，烘烤
½ 杯簡易蕃茄沙沙醬（**211** 頁）或市售莎莎醬
½ 杯新鮮香菜
2 顆萊姆，切成角狀

1. 將豬肉、洋蔥、大蒜、柳橙皮和果汁、辣椒粉、孜然、鹽與黑胡椒放入慢燉鍋；高溫煮 3-4 小時，或低溫煮 6-8 小時，至豬肉能輕易用叉子剝開。
2. 組裝塔可時，用湯匙將豬肉舀入玉米薄餅，放上莎莎醬與香菜葉；搭配新鮮萊姆上菜。

替代方式：試著用瘦牛里脊肉代替豬肉。

烹飪技巧：若使用瓦斯爐做這道菜：於鑄鐵鍋或大湯鍋內，以中火加熱一大匙芥花油；將豬肉每面煎至上色；加入洋蔥、大蒜、柳橙皮與果汁、辣椒粉、孜然粉、鹽與黑胡椒，蓋上鍋蓋煮 3-4 小時，至豬肉能被叉子輕易剝開。

變化技巧：嘗試用芒果莎莎醬（160 頁）取代簡易蕃茄沙沙醬（211 頁）或市售莎莎醬。

每份：總卡路里 368；總脂肪 10g；飽和脂肪 3g；膽固醇：90mg；鈉 405mg；鉀 98mg；總碳水化合物 36g；纖維 1g；糖 3g；蛋白質 31g

豬腰內肉佐巴薩米克醋漬櫻桃

6 份　準備時間：10 分鐘　烹飪時間：25 分鐘

巴薩米克醋和櫻桃？相信我，這味道組合無懈可擊。這道食譜，先將豬腰內肉表層煎至酥脆，然後放入烤箱烤至軟嫩多汁。將肉從鍋中取出後，我們會用焦香物（fond）——附著在鍋底的褐色碎豬肉——做醬汁。如此能為醬汁帶來無盡的美味並使成品的風味更加融合。

2 大匙芥花油
約 **907** 公克豬腰內肉
1 茶匙乾燥鼠尾草
¾ 茶匙猶太鹽或海鹽，分次加入
½ 茶匙黑胡椒粉，分次加入
1 包（**340** 公克）冷凍櫻桃
¾ 杯無鹽蔬菜或雞高湯
1 大匙巴薩米克醋
1 大匙楓糖漿

1. 烤箱預熱約攝氏 180 度。於大平底鍋內，以中火加熱芥花油。
2. 將鼠尾草和一半的鹽與黑胡椒抹上腰內肉；將肉放入熱油，每面煎 2-3 分鐘，至表面金黃；將肉取出置於烤盤，放入烤箱烘烤 15 分鐘，至內部溫度達攝氏 63 度；靜置約 10 分鐘，將整塊腰內肉切成輪狀。
3. 平底鍋保持中火加熱，加入櫻桃、高湯、巴薩米克醋與楓糖漿；微滾煮 5-6 分鐘，不斷攪拌、將底部的精華用木勺刮下，至醬汁呈濃稠、櫻桃破裂；用剩餘鹽與黑胡椒調味，關火。
4. 盛盤時，在腰內肉旁放上櫻桃鍋底醬（pan sauce）。
5. 剩餘的輪狀豬腰內肉與櫻桃醬汁，要分開裝入可微波密封容器，冷藏保存長達 5 天。用微波爐高溫加熱 1-2 分鐘，直到熱透。

替代方式：可嘗試煎天貝（tempeh）或麵筋（seitan）搭配巴薩米克醋櫻桃鍋底醬，做成素食。

烹飪技巧：肉類先以熱油煎再用烤箱烤，能保持外部酥脆、內部完美烹調。

變化技巧：想要的話，可嘗試用切碎水蜜桃代替櫻桃。

變成一餐：搭配香檸四季豆與杏仁（197 頁）或楓糖芥末球芽甘藍與烤核桃（第 198 頁）便是完整一餐。

每份：總卡路里 400；總脂肪 17g；飽和脂肪 3g；膽固醇 119mg；鈉 375mg；鉀 654mg；總碳水化合物 14g；纖維 1g；糖 11g；蛋白質 45g

炭烤豬肉迷你漢堡搭配
酪梨高麗菜沙拉

完整一餐

8 份　準備時間：15 分鐘　烹飪時間：3-8 小時

夏天野炊最常看到炭烤料理，但這道小漢堡全年都合適。豬肉經過長時間煮至入口即化，搭配自製的酸甜烤肉醬；酪梨高麗菜沙拉可當作新鮮清脆又美味的配料，或是三明治的配菜。

豬肉食材：

約 907 公克豬後腰脊肉

1 杯卡羅來納烤肉醬（219 頁）或市售低鈉烤肉醬

酪梨高麗菜沙拉食材：

2 顆酪梨，去皮去核

¼ 杯無脂原味希臘優格

½ 杯新鮮香菜

2 顆萊姆皮與果汁

1 茶匙砂糖

¼ 茶匙猶太鹽或海鹽

¼ 茶匙黑胡椒粉

1 包（約 283 公克）高麗菜絲

小漢堡麵包：

8 個小漢堡大小的全麥三明治餐包

製作豬肉：

將豬肉與 ¼ 杯水放入慢燉鍋，高溫煮 3-4 小時，或低溫煮 6-8 小時，至豬肉能輕易用叉子分離；煮好後，加上烤肉醬。

製作酪梨高麗菜沙拉：

將酪梨、優格、香菜、萊姆皮與汁、糖、鹽與黑胡椒放入果汁機，攪打至滑順質地。嘗試味道，若需要再調整調味；倒入大碗，加入高麗菜絲拌勻。

製作小漢堡：

1. 組裝小漢堡時，將拌好烤肉醬的豬肉放在餐包上，放上酪梨沙拉。
2. 剩餘的豬肉與沙拉分裝至不同的容器，冷藏至多 3-4 天。加熱豬肉時，用高溫微波 1-2 分鐘，直到熱透。食用前將小漢堡組合起來。

替代方式：想要的話，可用瘦牛里脊肉代替豬肉。

烹飪技巧：食譜中加入少量糖，有時不一定是為了變甜。糖能平衡風味，所以加入酪梨沙拉醬，是為了平衡希臘優格的酸味。

變化技巧：想要的話，可用花椰菜沙拉代替高麗菜絲。

每份：總卡路里 364；總脂肪 13g；飽和脂肪 3g；膽固醇 60mg；鈉 545mg；鉀 430mg；總碳水化合物 36g；纖維 9g；糖 13g；蛋白質 28g

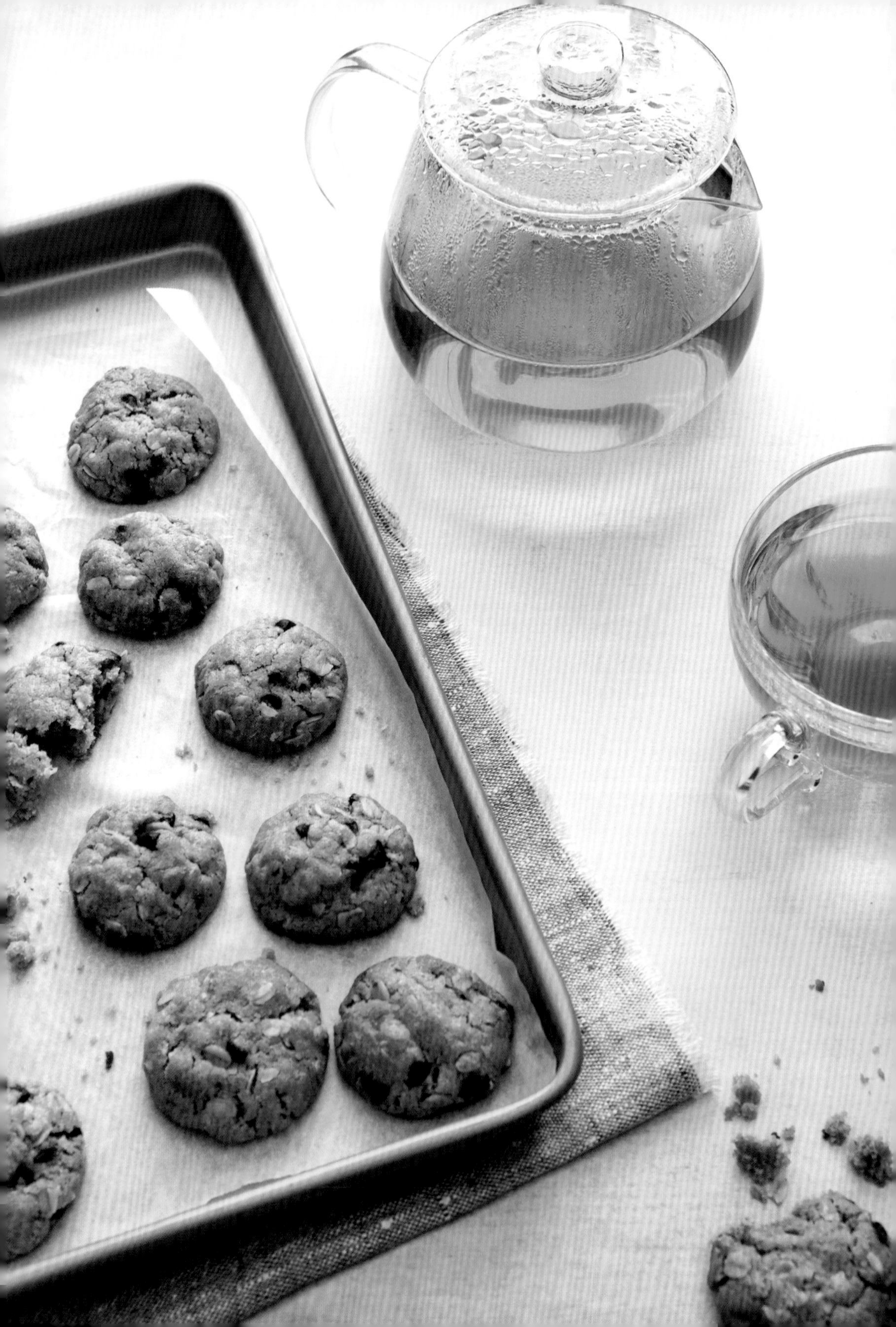

10

點心、配菜與甜點

香脆肉桂蘋果片

純素食

4 份　準備時間：15 分鐘　烹飪時間：75-90 分鐘

只需四樣簡單又香甜的食材，這些蘋果片便成了全家的最愛。喜歡的話，可以使用其它香料如肉荳蔻、丁香或薑粉搭配肉桂粉，最適合出遊隨身攜帶。

3 顆蘋果，整顆縱切成薄片，去籽
1 大匙肉桂粉
1 茶匙砂糖
¼ 茶匙猶太鹽

1. 烤箱預熱攝氏 135 度；烤盤噴上食用油。
2. 取一個大碗，將肉桂粉、糖與鹽拌勻；加入蘋果片，使其均勻裹上調味料；將蘋果片排列在烤盤上，烤 45 分鐘，將每片蘋果片翻面再烤 45 分鐘，至乾燥酥脆。
3. 冷卻後放入密封容器或塑膠袋，至多 7 天。

替代方式：不加糖更能符合「得舒飲食」原則。

烹飪技巧：必須低溫慢烤，才能使蘋果片變得乾燥酥脆，卻不燒焦。

變化技巧：試著用西洋梨做這種果片，並在上面撒上小荳蔻粉。

每份：總卡路里 80；總脂肪 0g；飽和脂肪 0g；膽固醇 0mg；鈉 147mg；鉀 155mg；總碳水化合物 21g；纖維 4g；糖 15g；蛋白質 0g

椰子椰棗能量球

純素食・30 分鐘內

15 顆　準備時間：10 分鐘

這些椰子椰棗小點心被稱作「能量球」，因為裡頭含有豐富的營養。包含蛋白質和益於心臟的脂肪，是符合「得舒飲食」原則又有飽足感的隨身點心。

12 顆去核椰棗
½ 杯無糖椰絲
½ 杯切碎核桃或杏仁
1½ 大匙融化椰子油

將所有食材放入食物調理機，攪拌至糰狀；塑形成 2 吋一口大小，放進密封容器，冷藏保存至多 2 週。

替代方式：想要的話，可多加一大匙蛋白粉。

烹飪技巧：用食物調理機攪打後，塑形前最好冷藏 30 分鐘，會更容易成型。

變化技巧：試試混合的配料，像是燕麥、花生醬、黑巧克力碎片或葡萄乾，讓這些能量球變得像小點心。

每份：總卡路里 110；總脂肪 6g；飽和脂肪 3g；膽固醇 0mg；鈉 1mg；鉀 151mg；總碳水化合物 16g；纖維 2g；糖 13g；蛋白質 1g

烤根莖蔬菜片搭配法式洋蔥優格沾醬

6 份　準備時間：20 分鐘　烹飪時間：20 分鐘

食用根莖類蔬菜能幫助降低血壓。將烤到金黃酥脆的蔬菜片，搭配加入焦糖洋蔥、大蒜和調味料的美味自製優格醬，是難以抗拒又營養的點心。

烤根莖蔬菜片食材：

1 根地瓜

1 顆育空黃金馬鈴薯

1 顆甜菜根

3 大匙芥花油

¼ 茶匙猶太鹽

法式洋蔥優格沾醬食材：

1 大匙芥花油

1 顆黃洋蔥，去皮切細絲

3 瓣大蒜，去皮切末

1 杯無脂原味希臘優格

1 大匙美乃滋

1 茶匙烏斯特醬（**Worcestershire sauce**）

½ 茶匙黑胡椒粉

½ 茶匙洋蔥粉

¼ 茶匙猶太鹽或海鹽

¼ 茶匙乾燥芥末粉

⅛ 茶匙卡宴辣椒粉

烤根莖類蔬菜片作法：

1. 烤箱預熱到約攝氏 220 度，將大烤盤噴上食用油。
2. 將地瓜、育空黃金馬鈴薯和甜菜根，用切片機切成薄片，務必小心！抹上芥花油、撒上鹽；烘烤 16 分鐘，單面烤 8 分鐘再翻面烤，至蔬菜片呈酥脆上色。

法式洋蔥優格沾醬作法：

1. 於平底鍋內，以中小火加熱芥花油；加入洋蔥，拌炒 8-10 分鐘，至焦糖化呈褐色；拌入大蒜爆香，約 1 分鐘。將食材倒入碗裡，加入希臘優格、美乃滋、烏斯特醬、黑胡椒、洋蔥粉、鹽、乾燥芥末粉與卡宴辣椒粉，拌勻。
2. 蔬菜片最好現吃，醬料則可以冷藏至多 5 天。

替代方式：製作無麩質版本，記得買無麩質的烏斯特醬與香料。

烹飪技巧：若沒有切片機，小心地用菜刀將根莖蔬菜切成薄片。

變化技巧：試用不同的根莖類蔬菜做蔬菜片，像是紅蘿蔔、防風草、蕪菁和蕪菁甘藍（rutabaga）。

每份：總卡路里 168；總脂肪 11g；飽和脂肪 1g；膽固醇 2mg；鈉 266mg；鉀 342mg；總碳水化合物 13g；纖維 1g；糖 5g；蛋白質 5g

爐烤起司爆米花

純素食・30 分鐘內

15 杯　準備時間：10 分鐘

營養酵母（nutritional yeast）由於富含維他命 B_{12}，是很受歡迎的乳酪替代品。含有大量維他命 B_{12} 的植物不多，因此蔬食者喜歡透過營養酵母取得這種能激發能量的營養素。作為爆米花調味非常美味，也能製作素食乳酪醬，及其它乳酪風味的菜餚。

¼ 杯芥花油
½ 杯白色或黃色爆米花玉米粒
3 大匙營養酵母
½ 茶匙猶太鹽

於大型高湯鍋內，用中大火加熱芥花油；加入玉米粒並蓋上鍋蓋；爆米花時，偶爾搖晃鍋身，至全部爆完。離火，將爆米花倒入大碗，撒上營養酵母和鹽，搖一搖使調味料均勻沾附熱爆米花。

替代方式：若找不到營養酵母，可直接省略或用現刨帕瑪森乳酪代替。

烹飪技巧：製作更低脂的爆米花，可改用熱風爆米花機。

變化技巧：嘗試幫爆米花加味，撒上辣椒粉和卡宴辣椒粉。

每份：總卡路里 54；總脂肪 4g；飽和脂肪 0g；膽固醇 0mg；鈉 77mg；鉀 0mg；總碳水化合物 5g；纖維 1g；糖 0g；蛋白質 1g

鹹甜綜合堅果

素食

6 份　準備時間：10 分鐘　烹飪時間：45 分鐘

一把堅果裡含有益於心臟的脂肪、蛋白質與多種維他命和礦物質，是非常好的點心。事先做好這些鹹甜綜合堅果，放入密封袋，隨時隨地都能享用。

1 大匙辣椒粉
½ 大匙肉桂粉
½ 大匙砂糖
1 茶匙薑粉
½ 茶匙猶太鹽或海鹽
¼ 茶匙卡宴辣椒粉（自由選擇）
2 大顆蛋白
½ 杯無鹽花生
½ 杯無鹽杏仁
¼ 杯無鹽腰果

1. 烤箱預熱攝氏 150 度，烤盤噴上食用油。
2. 取一個小碗，將辣椒粉、肉桂、糖、薑、鹽與卡宴辣椒粉拌勻。
3. 取較大的碗，將蛋白打至冒泡；拌入花生、杏仁與腰果，待其都裹上蛋液，加入混合香料，攪拌均勻。
4. 將堅果均勻倒在烤盤上，烤 40-45 分鐘，至稍微上色。
5. 冷卻後，放入密封容器或塑膠袋，可保存 2-3 週。

替代方式：這份食譜可用你最喜歡的堅果組合。

烹飪技巧：食譜中的蛋白能幫助香料附著在堅果上。

變化技巧：若要甜一點，提高肉桂的比例，減少辣椒粉的用量。

每份：總卡路里 204；總脂肪 16g；飽和脂肪 2g；膽固醇 0mg；鈉 227mg；鉀 257mg；總碳水化合物 11g；纖維 3g；糖 3g；蛋白質 8g

烤玉米毛豆沙拉

素食・30分鐘內

4份　準備時間：10分鐘　烹飪時間：10分鐘

炭烤玉米棒能使玉米粒風味更有層次，表面帶有美麗的炙燒痕跡。只需煮10分鐘，加入這道毛豆、蕃茄與新鮮香草沙拉，與清爽的萊姆油醋醬搭配簡直是完美。這道菜最適合配烤肉或烤魚料理。

4根甜玉米，去外皮
3大匙橄欖油，分次加入
2杯去殼毛豆
2杯小蕃茄，切半
1顆萊姆皮與果汁
¼杯切碎香菜
2大匙切碎蘿勒
¼茶匙猶太鹽或海鹽
¼茶匙黑胡椒粉

1. 烤爐用中火預熱；玉米抹上1茶匙橄欖油，烤10分鐘，每幾分鐘翻轉一下；放涼後，切下玉米粒。
2. 將玉米粒、毛豆、小蕃茄放入大碗；加入剩下的橄欖油、萊姆皮與汁、香菜、蘿勒、鹽與黑胡椒，攪拌均勻；搭配你最喜歡的夏日主菜一起享用。

替代方式：若喜歡，可用義大利香芹代替香菜。

烹飪技巧：於冷凍或生鮮區購買去殼毛豆，退冰後再加入沙拉。

變化技巧：若喜歡可加入甜椒或烤紅椒。

變成一餐：可搭配香蒜辣味豬排（182頁）、炭烤豬肉迷你漢堡搭配酪梨高麗菜沙拉（186頁）或炭烤豬肉鳳梨炒肉串（179頁）。

每份：總卡路里314；總脂肪17g；飽和脂肪2g；膽固醇0mg；鈉163mg；鉀432mg；總碳水化合物32g；纖維10g；糖6g；蛋白質17g

香檸四季豆與杏仁

素食・30 分鐘內

4 份　準備時間：15 分鐘　烹飪時間：15 分鐘

四季豆熱量低且富含維他命與礦物質。這個食譜用橄欖油、檸檬、帕瑪森乳酪與杏仁，將四季豆變成一道美味的配菜。

約 453 公克四季豆，處理完
2 大匙橄欖油
1 顆黃檸檬皮與果汁，分次加入
⅛ 茶匙猶太鹽或海鹽
¼ 茶匙黑胡椒粉
¼ 杯現刨帕瑪森乳酪
¼ 杯杏仁片

1. 準備一大鍋滾水，加入四季豆，煮 2-3 分鐘；撈出四季豆放入冰水 2-3 分鐘，瀝乾。
2. 於大平底鍋內，以中火加熱橄欖油；放入四季豆炒 4-5 分鐘，至稍微上色；加入檸檬汁，微滾煮 1-2 分鐘，加入鹽與黑胡椒調味。
3. 盛盤後撒上檸檬皮、帕瑪森乳酪與杏仁片。
4. 剩餘的部分裝入可微波密封容器，冷藏至多 5 天。用微波爐高溫加熱 1-2 分鐘，直到熱透。

替代方式：用營養酵母粉代替帕瑪森乳酪，可做成純素食版本。

烹飪提示：川燙和冰鎮，是將四季豆用滾水煮幾分鐘，立刻放入冰水。使四季豆保持爽脆口感、鮮綠色。

變化技巧：嘗試用花椰菜代替四季豆。

變成一餐：這份食譜和書中許多料理都很搭，包括豬腰內肉佐巴薩米克醋漬櫻桃（184 頁）、巴薩米克風味脆雞腿（153 頁）、義式火雞肉餅（167 頁）與雞肉丸義大利麵（159 頁）。

每份：總卡路里 162；總脂肪 11g；飽和脂肪 1g；膽固醇 0mg；鈉 132mg；鉀 294mg；總碳水化合物 10g；纖維 5g；糖 4g；蛋白質 6g

楓糖芥末球芽甘藍與烤核桃

純素食・30 分鐘內

6 份　準備時間：15 分鐘　烹飪時間：15 分鐘

球芽甘藍是十字花科植物，富含維他命 K、C、B_6、鉀與纖維。用熱油鍋炒使外表酥脆內部鮮嫩，楓糖芥末醬與香脆核桃將這道菜提升到另一個層次。

¼ 杯切碎核桃
2 大匙橄欖油
約 907 公克球芽甘藍，處理後切半
¼ 茶匙猶太鹽或海鹽
¼ 茶匙黑胡椒粉
⅛ 茶匙紅辣椒片
2 大匙第戎芥末
1 大匙純楓糖漿

1. 用中火加熱乾平底鍋；放入核桃烘烤，適時攪拌約 1-2 分鐘，至稍微上色；倒入小碗。
2. 於同一個鍋內用中火加熱橄欖油；加入球芽甘藍，拌炒 8-10 分鐘，至叉子能輕鬆插入、表面焦香；用鹽、黑胡椒與紅辣椒片調味。
3. 取一個小碗，混合第戎芥末與楓糖漿；倒入鍋內拌勻，煮至微滾。
4. 將食材盛盤，撒上烘烤核桃。
5. 剩餘的核桃放入小型密封塑膠袋、球芽甘藍裝進密封容器，冷藏至多 3-4 天。用微波爐高溫加熱 1-2 分鐘，直到熱透。

替代方式：嘗試用蜂蜜代替楓糖漿。

變化技巧：嘗試用花椰菜代替球芽甘藍。

變成一餐：搭配杏仁酥皮鮪魚餅（151 頁）或爐火焗烤奶油火雞肉義大利麵（170 頁）。

每份：總卡路里 151；總脂肪 8g；飽和脂肪 1g；膽固醇 0mg；鈉 255mg；鉀 611mg；總碳水化合物 16g；纖維 6g；糖 6g；蛋白質 6g

焦糖地瓜塊

純素食

4 份　準備時間：15 分鐘　烹飪時間：40 分鐘

地瓜薯條在餐廳特別受歡迎，通常用炸的。我們的版本將新鮮地瓜切成塊狀、裹上橄欖油，用高溫烘烤至表皮酥脆內部鬆軟。當做點心或是配菜，即是完整的一餐。

1 根地瓜，切成 1.5 公分寬塊狀
2 大匙芥花油
¼ 茶匙猶太鹽或海鹽
¼ 茶匙黑胡椒粉

1. 烤箱預熱攝氏 230 度；烤盤上放一個烤網，噴上食用油。
2. 將地瓜均勻裹上芥花油，用鹽與黑胡椒調味。
3. 將地瓜塊擺在烤網上，間隔約 2 公分，烤 30-35 分鐘；將烤箱轉成低溫燒烤模式，烤 3-4 分鐘，至周圍淺淺上色；稍微放涼即可食用。
4. 剩餘的地瓜放入密封容器可冷藏 3-4 天。加熱時，置於放有烤網的烤盤上，以攝氏 230 度烘烤 5-6 分鐘，至表面再度酥脆。

替代方式：嘗試用育空黃金馬鈴薯或紅皮馬鈴薯。

烹飪技巧：用烤網烤地瓜塊，能將整個外皮烤至酥脆。

變化技巧：可以將地瓜裹上一大匙的印度什香粉、義大利綜合香料或辣椒粉，增添一些獨特風味。

變成一餐：搭配香蒜辣味豬排（182 頁）或炭烤豬肉鳳梨烤肉串（179 頁）一起吃。

每份：總卡路里 111；總脂肪 7g；飽和脂肪 1g；膽固醇 0mg；鈉 166mg；鉀 271mg；總碳水化合物 12g；纖維 2g；糖 4g；蛋白質 1g

茴香葡萄馬鈴薯沙拉佐龍蒿醬

素食・30分鐘內

6份　準備時間：20分鐘　烹飪時間：10分鐘

注意：這不是一般的馬鈴薯沙拉。它有非常獨特的風味。捨去以美乃滋為基底的沙拉醬，取而代之的是用新鮮龍蒿（tarragon）製成的清新油醋醬。其中包含茴香、葡萄與杏仁，將鹹、甜與堅果香氣等風味一網打盡。適合用於派對，或是當作平日餐點的配菜。

4顆育空黃金或紅皮馬鈴薯，切丁
1小顆茴香，清洗、處理後切丁
2杯紅葡萄，切半
¼杯紅葡萄酒醋
1大匙第戎芥末
1大匙蜂蜜
½茶匙猶太鹽或海鹽
½茶匙黑胡椒粉
2大匙新鮮切碎龍蒿
⅓杯橄欖油
¼杯杏仁片

1. 準備一鍋滾水；加入馬鈴薯煮5-7分鐘，至稍微軟化；瀝掉水分，用冷水沖洗，再次瀝乾；放入碗裡置涼，加入茴香與葡萄。
2. 取一個小碗，將紅葡萄酒醋、第戎芥末、蜂蜜、鹽、黑胡椒、龍蒿與橄欖油拌勻；倒入沙拉食材碗，攪拌均勻。
3. 放入冰箱冷卻，撒上杏仁片即可享用。
4. 剩餘的部分放入密封容器冷藏至多3天。

替代方式：嘗試撒上切碎核桃或松子代替杏仁。

烹飪技巧：若使用乾燥香草，加入食譜的一半份量即可。

變化技巧：龍蒿可用切碎香芹或蘿勒代替。

變成一餐：搭配香蒜辣味豬排（182頁），或烤側腹牛排佐糖煮水蜜桃（174頁）。

每份：總卡路里263；總脂肪14g；飽和脂肪2g；膽固醇0mg；鈉275mg；鉀707mg；總碳水化合物33g；纖維3g；糖13g；蛋白質4g

烤李子搭配香草優格冰淇淋

素食・30 分鐘內

4 份　準備時間：10 分鐘　烹飪時間：15 分鐘

烤的過程為這道甜點增添一絲獨特的煙燻風味，焦糖化也使水果也更香甜。這是一道簡單又快速的甜點，需要少量的食材，搭配優格冰淇淋並淋上肉桂蜂蜜，輕鬆成為眾人所愛。

4 大顆李子，切半去核
1 大匙橄欖油
1 大匙蜂蜜
1 茶匙肉桂粉
2 杯香草優格冰淇淋

1. 烤爐用中火預熱。
2. 將李子刷上橄欖油；果肉朝下烤約 4-5 分鐘，翻面續烤 4-5 分鐘，至稍微軟化。
3. 取一個小碗，將蜂蜜與肉桂粉混合。
4. 將優格冰淇淋舀入 4 個碗裡，各擺上 2 個切半李子，淋上肉桂蜂蜜醬。

替代方式：製作純素食版本，嘗試用無乳優格冰淇淋，且不加蜂蜜。

烹飪技巧：為了烤出完美的烤痕，開始烤的前 4-5 分鐘要避免移動。

變化技巧：李子也可以用水蜜桃或油桃代替。

每份：總卡路里 192；總脂肪 8g；飽和脂肪 3g；膽固醇 1mg；鈉 63mg；鉀 261mg；總碳水化合物 30g；纖維 1g；糖 28g；蛋白質 3g

萊姆櫻桃「無乳」冰淇淋

素食・30分鐘內

4份　準備時間：10分鐘　烹飪時間：15分鐘

「無乳」冰淇淋（"Nice" cream）是一種不含乳製品的流行冰淇淋，也不需要特別的製冰機。食譜的基底利用冷凍香蕉，搭配任何水果、柑橘、香料與其它萃取物，做出獨特的口味。簡單用食物調理機將食材混合，便能享用這道冰品。

4根冷凍香蕉，去皮
1杯冷凍櫻桃
1顆萊姆皮與果汁，分次加入
½茶匙香草精
¼茶匙猶太鹽或海鹽

1. 將香蕉、櫻桃、萊姆汁、香草精與鹽，放進食物調理機攪打至滑順，需要時將周邊的食材刮乾淨。
2. 將「無乳」冰淇淋倒入碗中，撒上萊姆皮。
3. 將剩餘的冰淇淋放入密封容器，冷凍長達1個月。退冰30分鐘，軟化至霜淇淋的質地即可食用。

替代方式：需要的話，可省略食譜中的鹽。

烹飪技巧：熟成香蕉剝皮後切片，再放入密封塑膠袋裡冷凍。冷凍香蕉非常難剝皮。

變化技巧：可用藍莓與黃檸檬代替櫻桃與萊姆。

每份：總卡路里150；總脂肪0g；飽和脂肪0g；膽固醇0mg；鈉147mg；鉀508mg；總碳水化合物37g；纖維4g；糖21g；蛋白質2g

燕麥黑巧克力碎片花生醬餅乾

素食．30 分鐘內

24 塊　準備時間：15 分鐘　烹飪時間：10 分鐘

我們的巧克力碎片餅乾裡放了許多有益健康的食材，如花生醬、燕麥片和黑巧可力碎片。烤 8 分鐘是有嚼勁的軟餅乾；烤 10 分鐘則比較酥脆，完全看個人喜好。但無論如何，都是毫無罪惡感的甜點。

1½ 杯天然滑順花生醬
½ 杯黑糖
2 大顆雞蛋
1 杯傳統燕麥片
1 茶匙小蘇打粉
½ 茶匙猶太鹽或海鹽
½ 杯黑巧克力碎片

1. 烤箱預熱攝氏 180 度；烤盤鋪上烘焙紙。
2. 用直立攪拌器搭配槳狀軸，攪拌花生醬至滑順；持續攪拌，加入黑糖、分次加入雞蛋，至蓬鬆狀；拌入燕麥、小蘇打粉與鹽，至攪拌均勻；輕輕拌入黑巧克力碎片。
3. 用小型餅乾勺或小湯匙將餅乾糊放在烘焙紙上，間隔 5 公分，依想要的熟度，烤 8-10 分鐘。

替代方式：無麩質版本可選用無麩質燕麥。

烹飪技巧：若要餅乾更蓬鬆，先將麵糊冷藏 30 分鐘再烤。

變化技巧：可用葡萄乾代替巧克力碎片。

每份：總卡路里 152；總脂肪 10g；飽和脂肪 3g；膽固醇 18mg；鈉 131mg；鉀 21mg；總碳水化合物 12g；纖維 2g；糖 8g；蛋白質 4g

水蜜桃奶酥瑪芬

素食

12 個　準備時間：25 分鐘　烹飪時間：25 分鐘

這個瑪芬麵糊充滿水蜜桃丁、優格和一點薑，上面則是由燕麥和肉桂組成的香甜奶酥。可當作簡單的早餐或甜點。可提前製作或冷凍起來之後再食用。

奶酥食材：

2 大匙黑糖

1 大匙蜂蜜

1 茶匙肉桂粉

2 大匙芥花油

½ 杯傳統燕麥片

水蜜桃瑪芬食材：

1¾ 杯全麥麵粉或全麥糕點麵粉

1 茶匙泡打粉

1 茶匙小蘇打粉

1 茶匙肉桂粉

½ 茶匙薑粉

½ 茶匙猶太鹽或海鹽

¼ 杯芥花油

¼ 杯黑糖

2 大顆雞蛋

1½ 茶匙香草精

¼ 杯原味無脂希臘優格

3 顆水蜜桃，切丁（約 1½ 杯）

烤箱預熱攝氏 220 度；於 12 格瑪芬烤模內放入瑪芬紙杯，並噴上食用油。

製作奶酥：

1. 取一個小碗，將黑糖、蜂蜜、肉桂、芥花油與燕麥拌勻。

製作瑪芬：

1. 取一個大碗，將麵粉、泡打粉、小蘇打粉、肉桂粉、薑粉和鹽拌勻。
2. 於另一個碗中，用手持攪拌器攪拌芥花油、黑糖並分次加入雞蛋，至蓬鬆狀；拌入香草精與優格；慢慢倒入粉類至所有食材拌勻；最後拌入水蜜桃丁。
3. 每個瑪芬杯倒入約 ¾ 的麵糊，放上一大匙奶酥；烤 5-6 分鐘，將溫度降到攝氏 180 度，繼續烤 15-18 分鐘，至牙籤戳入不沾黏麵糊。稍微放涼，再將瑪芬從烤模取出。
4. 完全放涼後，放入密封塑膠袋，冷藏至多 5 天、冷凍 2 個月。

替代方式：無麩質版本可用無麩質通用麵粉代替全麥麵粉。

烹飪技巧：攪拌瑪芬麵糊時，確保攪拌至食材稍微混合即可。若過度攪拌麵糊，會變得太硬太乾。

變化技巧：水蜜桃可用藍莓、覆盆莓或草莓代替。

每份：總卡路里 187；總脂肪 8g；飽和脂肪 1g；膽固醇 35mg；鈉 216mg；鉀 100mg；總碳水化合物 26g；纖維 3g；糖 10g；蛋白質 4g

一口吃花生醬香蕉蛋糕

素食・30分鐘內

24份　準備時間：10分鐘　烹飪時間：20分鐘

找到完美的香蕉蛋糕食譜可以是個挑戰，但這個食譜是我們的最愛！因為做成迷你大小，可容易控制份量，但仍保有香蕉與花生醬的美味。提前做好裝入小袋子，便是快速簡單的點心。

- 1½ 杯全麥低筋麵粉
- 2 大匙亞麻籽粉
- 1 茶匙泡打粉
- ½ 茶匙猶太鹽或海鹽
- ½ 茶匙肉桂粉
- 3 根熟香蕉，去皮
- 2 大顆雞蛋
- 2 大匙芥花油
- ½ 杯黑糖
- 2 大匙蜂蜜
- ½ 杯天然滑順花生醬
- ¼ 杯無脂希臘優格
- 1 茶匙香草精
- ¼ 杯無鹽花生，壓碎

1. 烤箱預熱攝氏 180 度；將 24 格迷你瑪芬烤盤噴上食用油。
2. 於碗中將麵粉、亞麻籽粉、泡打粉、鹽與肉桂粉混合。
3. 於另一個碗，以手匙攪拌器低速攪拌香蕉；分次加入雞蛋，然後加入芥花油、黑糖與蜂蜜；調成中速，使麵糊攪打至蓬鬆；加入花生醬、希臘優格與香草精，攪拌均勻。
4. 調至低速，緩慢加入混合乾性食材拌勻。
5. 將麵糊倒入瑪芬烤盤，約 ¾ 滿。輕敲烤盤使麵糊均勻分佈。撒上碎花生。
6. 烘烤 20 分鐘，至牙籤戳入不沾黏麵糊；放涼後，將蛋糕從迷你瑪芬模取出。
7. 放入密封容器或塑膠袋，冷藏保存至多 1 週，冷凍 1 個月。

替代方式：花生醬與碎花生可用杏仁醬（almond butter）與杏仁代替，做成「杏仁醬香蕉蛋糕」。

烹飪技巧：若沒有迷你瑪芬烤盤，改用 12 格瑪芬烤盤。依食譜指示製作，烘烤 22-27 分鐘，至牙籤戳入不沾黏麵糊。

每份：總卡路里 123；總脂肪 5g；飽和脂肪 1g；膽固醇 18mg；鈉 81mg；鉀 96mg；總碳水化合物 17g；纖維 2g；糖 8g；蛋白質 3g

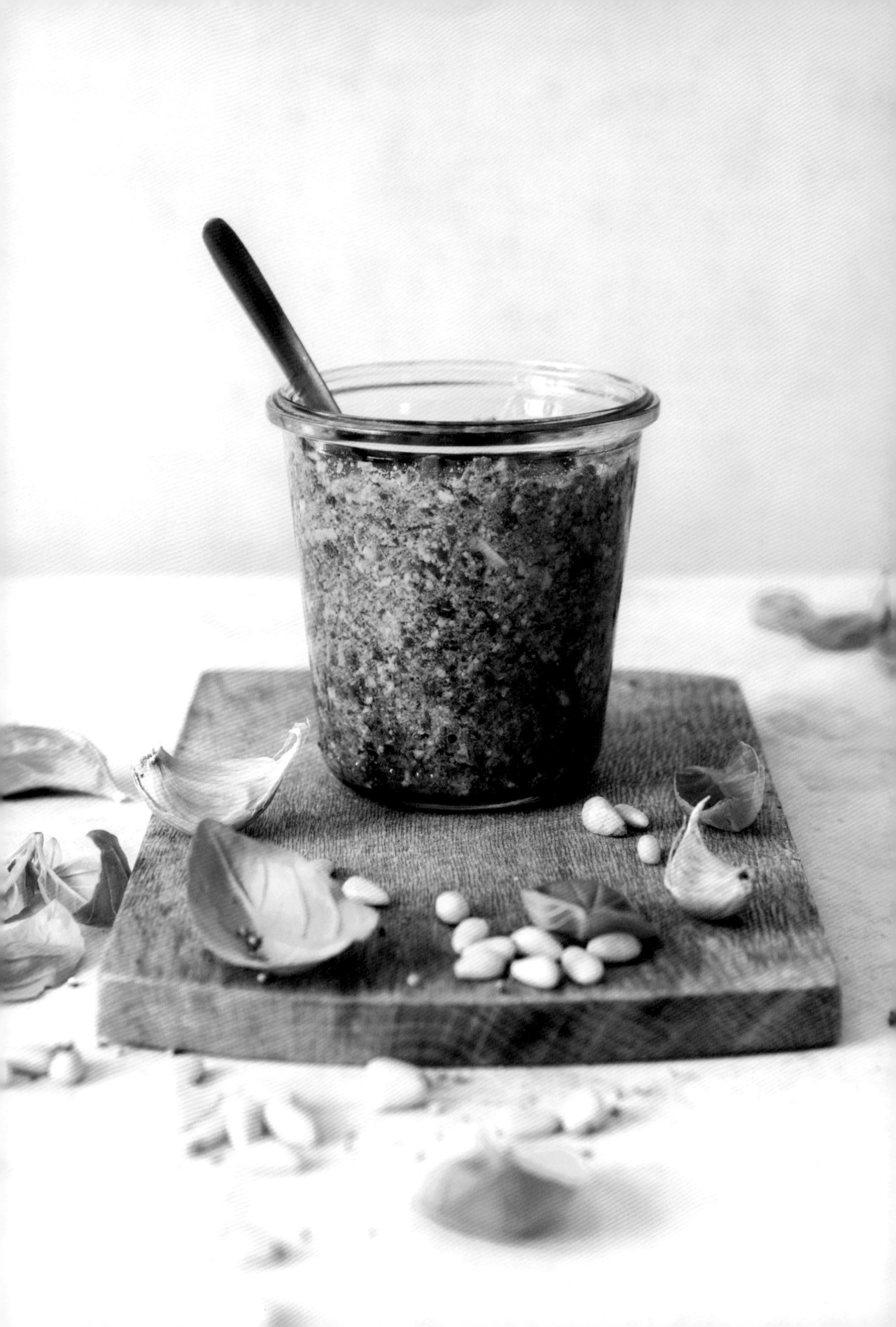

11

廚房備品、調味品與醬料

完美水波蛋

30 分鐘內

4 份　準備時間：15 分鐘　烹飪時間：5 分鐘

水煮被視為健康的烹調方式，因為不必用到油脂，只需要水與醋。醋能幫助蛋凝聚，所以水煮時一定要加。水波蛋可提前做好，之後要吃的時候再加熱。

2 茶匙白醋
8 大顆雞蛋

1. 於高湯鍋內倒入約 4 公升的水，煮至微滾（攝氏 71-83 度）；倒入白醋；準備一個盤子鋪上幾張廚房紙巾備用。
2. 攪拌水，製造一個漩渦；將一顆蛋打入小碗，緩慢倒入微滾的醋水；重複以上步驟，完成其他 7 顆蛋；煮 3-5 分鐘，至蛋白凝固。
3. 用有孔的湯勺取出水波蛋，置於鋪有廚房紙巾的盤子。
4. 剩餘的水波蛋放入可微波密封容器。用微波爐高溫加熱 30-60 秒，直到熱透。

替代方式：若沒有白醋，可用蘋果醋。
烹飪技巧：用探針式溫度計測量水溫。

每份：總卡路里 142；總脂肪 10g；飽和脂肪 4g；膽固醇 422mg；鈉 140mg；鉀 0mg；總碳水化合物 0g；纖維 0g；糖 0g；蛋白質 12g

簡易蕃茄莎莎醬

素食・30 分鐘內

3 杯　準備時間：15 分鐘

這個蕃茄莎莎醬用簡單、新鮮食材製作，也能依個人喜好客製化。若不喜歡吃辣，墨西哥辣椒可以省略或減量使用；若不愛香菜，嘗試用新鮮的香芹替代；黏果酸漿（tomatillo）也可以取代蕃茄，做成新鮮的綠莎莎醬。

3 顆熟蕃茄，去芯、切成 ¼
½ 顆紫洋蔥，去皮、切成 ¼
½ 根墨西哥辣椒，去籽
½ 杯新鮮香菜
2 顆萊姆皮與果汁
¼ 茶匙猶太鹽或海鹽
½ 茶匙黑胡椒粉
½ 茶匙砂糖

將所有食材放入食物調理機，攪打至想要的質地。試吃味道，若需要再調整調味。

替代方式：可省略墨西哥辣椒製作不辣的版本。

烹飪技巧：要讓味道更有層次，蕃茄可先抹油烘烤，再放入食物調理機。若沒有食物調理機，將蕃茄、洋蔥、墨西哥辣椒與香菜切碎，放入碗裡和萊姆、鹽、黑胡椒與糖拌勻。

每份：總卡路里 51；總脂肪 0g；飽和脂肪 0g；膽固醇 0mg；鈉 206mg；鉀 360mg；總碳水化合物 9g；纖維 3g；糖 2g；蛋白質 2g

羅勒青醬

素食・30 分鐘內

3.5 杯　準備時間：15 分鐘　烹飪時間：5 分鐘

青醬是義大利北部經典的醬料和調味品，以新鮮羅勒製成。其不只美味，更因為富含橄欖油、堅果與大蒜等超級食物，被認為有益於心臟健康。只需要一點就足夠，因為青醬味道重，熱量卻也很高。

1 杯新鮮羅勒葉
1 杯新鮮嫩菠菜葉
½ 杯現刨帕瑪森乳酪
½ 杯橄欖油
¼ 杯松子
4 瓣大蒜，去皮
¼ 茶匙猶太鹽或海鹽
¼ 茶匙黑胡椒粉

1. 將所有食材放入食物調理機，攪拌成糊狀，必要時用刮刀將食材刮入調理機。試試味道，若需要再調整調味。
2. 剩餘的醬料放入密封容器，冷藏至多 5 天或冷凍 2 個月，需要時再退冰。也可將青醬倒入製冰盒，放進密封塑膠袋，冷凍至多 2 個月。需要時，從製冰盒中取出青醬塊即可。

替代方式：純素食版本可用營養酵母代替帕瑪森乳酪。

變化技巧：除了松子，可試試任何堅果，如南瓜籽、核桃或杏仁。

每 ½ 杯：總卡路里 209；總脂肪 20g；飽和脂肪 2g；膽固醇 0mg；鈉 231mg；鉀 65mg；總碳水化合物 2g；纖維 1g；糖 0g；蛋白質 4g

辣椒萊姆醃料

純素食・30分鐘內

2 份　準備時間：10 分鐘

這個醃料最適合用於墨西哥烤肉，因為萊姆、蘋果醋與香料的美味組合能使任何部位的肉類鮮嫩入味。提前做好並冷藏或冷凍，便能隨時做出風味濃郁與簡單美味的餐點。

- **¼ 杯芥花油**
- **1 顆萊姆皮與果汁**
- **2 大匙蘋果醋**
- **1 大匙辣椒粉**
- **1 茶匙大蒜粉**
- **1 茶匙洋蔥粉**
- **¼ 茶匙猶太鹽或海鹽**
- **¼ 茶匙黑胡椒粉**

將所有食材混合，裝入密封容器冷藏至多 5 天或冷凍至多 2 個月。

替代方式：若喜歡，可用葡萄籽油或酪梨油。

烹飪技巧：醃製能使肉類和海鮮增添許多風味，卻也會使肉類變濕，除非將水分擦乾，否則難以煎出酥脆表皮。將醃好的食材瀝乾，用廚房紙巾壓乾後再拿去煎。

變化技巧：可用蒜末代替大蒜粉。

每份：總卡路里 266；總脂肪 27g；飽和脂肪 4g；膽固醇 0mg；鈉 291mg；鉀 157mg；總碳水化合物 4g；纖維 1g；糖 1g；蛋白質 1g

香蒜辣味醃料

純素食・30分鐘內

½ 杯　準備時間：5 分鐘

香料醃料是替肉類、海鮮與蔬菜增添風味，卻不加鹽分的好方法。這個版本鹹香中帶有煙燻味，也很適合加入墨西哥風料理，是很棒的萬用醃料。

3 大匙辣椒粉
1½ 大匙大蒜粉
1 大匙煙燻甜椒粉
1 大匙洋蔥粉
2 茶匙黑胡椒粉
1 茶匙墨西哥奧勒岡或乾燥奧勒岡
¼ 茶匙卡宴辣椒粉（自由選擇）

將食材放入密封容器或密封塑膠袋，搖晃拌勻。置於乾燥陰暗的食品儲藏室至多 2 個月。

替代方式：如果找得到，嘗試用匈牙利紅椒粉代替煙燻紅椒粉。

烹飪技巧：使用前，務必先將香料於碗中混合，再塗抹於肉類、海鮮與蔬菜上，才能使香料分佈均勻。

變化技巧：若要更辣，多加一點卡宴辣椒粉。

每份：總卡路里 100；總脂肪 1g；飽和脂肪 0g；膽固醇 0g；鈉 11mg；鉀 440mg；總碳水化合物 22g；纖維 6g；糖 1g；蛋白質 4g

印度什香粉（葛拉姆馬薩拉）

純素食・30分鐘內

½ 杯　準備時間：5 分鐘

印度什香粉是一種常見於印度及其鄰國的香料組合，可於超市辛香料區購買，或將一些常見的香料混合自製。帶有溫潤的肉桂、柑橘芳香的小荳蔻與微辣的黑胡椒，這款混合香料可用在烤肉、印度風燉菜和砂鍋菜。

3 大匙芫荽（coriander）粉
2 大匙小荳蔻粉
2 大匙孜然粉
1 大匙黑胡椒粉
2 茶匙肉桂粉
1 茶匙肉荳蔻粉

將食材放入密封容器或密封塑膠袋，搖晃拌勻。置於乾燥陰暗的食品儲藏室至多 2 個月。

替代方式：使香料味道更有深度，可將整粒香料或種籽放入乾燥熱鍋裡烘烤，再用杵臼或香料研磨器磨成粉。

烹飪技巧：將香草或香料加入湯、燉物和砂鍋菜之前，先用油炒過或用熱乾鍋烘烤，再倒入其他液體，幫助香味釋出使料理的風味更濃郁。

變化技巧：若想要更甜的版本，將肉桂粉的份量增加至 1 大匙。

每份：總卡路里 156；總脂肪 5g；飽和脂肪 1g；膽固醇 0mg；鈉 30mg；鉀 579mg；總碳水化合物 31g；纖維 13g；糖 0g；蛋白質 6g

塔可香料

純素食・30分鐘內

¼ 杯　準備時間：5 分鐘

塔可香料是多數食物儲藏櫃裡的常備品，但許多市售的版本都充滿鹽和人工添加物。在家中可簡單大量製作，儲存於密封容器內數個月。我們的版本利用煙燻甜椒粉與卡宴辣椒粉，增添一點煙燻辛辣風味。

- 2 大匙辣椒粉
- 1 大匙孜然粉
- 1 茶匙煙燻甜椒粉
- 1 茶匙洋蔥粉
- 1 茶匙大蒜粉
- 1 茶匙墨西哥奧勒岡（自由選擇）
- ½ 茶匙黑胡椒粉
- ¼ 茶匙卡宴辣椒粉

將所有食材放入小罐子或密封容器，搖晃均勻。保存於密封容器至多5天。

替代方式：若沒有墨西哥奧勒岡，可用乾燥奧勒岡代替。墨西哥奧勒岡甜中帶有柑橘味，但乾燥奧勒岡也適用。

烹飪技巧：將香料放置在食品儲藏室等陰暗乾燥的地方，可延長保鮮期。香料通常可放數個月。

變化技巧：嘗試在塔可香料裡加入 ½ 茶匙肉桂粉使口味變甜。

每份：總卡路里 71；總脂肪 3g；飽和脂肪 0g；膽固醇 0mg；鈉 154mg；鉀 394mg；總碳水化合物 13g；纖維 6g；糖 1g；蛋白質 3g

自製雞高湯

6 杯　準備時間：25 分鐘　烹飪時間：3-5 小時

自製高湯有如液態黃金，裡頭充滿鮮味且能輕易根據料理需求來調整風味。這個版本由雞肉製成，但可調整基礎食譜製作蔬菜、牛肉或海鮮高湯，只要用蔬菜、牛骨或肉，或蝦殼取代雞肉即可。高湯可以冷藏或冷凍供未來使用；或是立即使用，為任何一道菜注入風味。

1.8 公斤全雞或雞骨頭
2 顆洋蔥，切成 ¼
4 根紅蘿蔔，切塊
4 根芹菜，切塊
½ 杯新鮮香芹梗
4 片月桂葉
4 根百里香
2 大匙整粒黑胡椒粒

1. 將雞肉或雞骨頭、洋蔥、紅蘿蔔、芹菜與香芹梗放入大型鑄鐵鍋或湯鍋；以冷水蓋過食材並放入月桂葉、百里香與胡椒粒，或是將香草放入香料包；煮至微滾後蓋上鍋蓋煮 3-5 小時；丟棄骨頭、雞油、蔬菜與香芹梗；用夾子或有孔湯匙，將雞肉取出放入容器備用。
2. 待高湯稍微放涼再過濾。裝入密封容器冷藏至多 5 天或冷凍 6 個月。使用前，將上層的脂肪刮除。

替代方式：省略雞肉並將食譜中的蔬菜量加倍，依照相同步驟即可做成素食版本。

烹飪技巧：使用慢燉鍋煮，將所有食材放入鍋中，低溫煮 7-8 小時。

變化技巧：用自製高湯代替水，能使穀物、砂鍋菜、湯與燉菜更美味。

每份：總卡路里 56；總脂肪 4g；飽和脂肪 1g；膽固醇 22mg；鈉 20mg；鉀 54mg；總碳水化合物 0g；纖維 0g；糖 0g；蛋白質 5g

自製鷹嘴豆泥

純素食・30 分鐘內

8 份　準備時間：15 分鐘

鷹嘴豆泥是一種由鷹嘴豆製成的沾醬或抹醬，源自中東至今仍是當地的常備食材。標準食譜有許多變化，並且可以放上多種配料，如橄欖醬、烤甜椒或大蒜和墨西哥辣椒增添更多風味。鷹嘴豆泥可於超市購買，但自製的版本鈉含量較低，風味不減（甚至更好吃）。

1 罐（約 425 公克）鷹嘴豆，沖洗瀝乾
¼ 杯芝麻醬
4 瓣大蒜，去皮
2 顆黃檸檬皮與果汁
¼ 茶匙猶太鹽或海鹽
¼ 茶匙黑胡椒粉
¼-½ 杯橄欖油

1. 將所有食材放入食物調理機，攪打至滑順糊狀，必要時用刮刀將食材刮入調理機。試試味道，若需要再調整調味。
2. 將剩餘的部分放入密封容器，冷藏至多 5 天。

替代方式：若找不到芝麻醬，可用葵花籽醬（sunflower butter），或省略芝麻醬做出非傳統的鷹嘴豆泥。

烹飪技巧：更濃郁滑順的版本，可將乾鷹嘴豆放入冰箱泡水一夜；以爐火煮 4 小時，直到軟化；撈去浮起的豆殼，豆子瀝乾後放涼。

變化技巧：嘗試用白腰豆和義大利綜合香料代替鷹嘴豆，抹在烤過的全麥長棍麵包片。若要來點墨西哥風，用紅腰豆、辣椒粉和萊姆，搭配全穀玉米片食用。

每份：總卡路里 160；總脂肪 12g；飽和脂肪 2g；膽固醇 0mg；鈉 84mg；鉀 141mg；總碳水化合物 11g；纖維 3g；糖 2g；蛋白質 4g

卡羅來納烤肉醬

30 分鐘內

1 杯　準備時間：10 分鐘　烹飪時間：10 分鐘

卡羅來納烤肉醬最廣為人知的是由醋與芥末帶來的酸甜風味。雖然市面有上千種食譜，我們認為這個版本將酸、甜與辣味完美平衡，同時可作為鈉含量較低的烤肉醬，在家中廚房裡就能自製。既符合「得舒飲食」又美味！

- ½ 杯蘋果醋
- ¼ 杯低鈉蕃茄醬
- 2 大匙黑糖
- 1 大匙蜂蜜
- 1 大匙黃芥末
- ½ 大匙洋蔥粉
- ½ 大匙大蒜粉
- 1 茶匙辣椒粉
- ½ 茶匙黑胡椒粉
- ¼ 茶匙烏斯特醬

1. 將所有食材放入湯鍋煮至微滾；偶爾攪拌，直到醬汁濃稠，約 8-10 分鐘。
2. 放涼，倒入密封容器，冷藏至多 10 天。

替代方式：若喜歡，可用楓糖漿代替蜂蜜。

烹飪技巧：慢燉肉類時，於最後 30 分鐘加入烤肉醬能幫助提升肉的風味。

變化技巧：用第戎芥末代替黃芥末，使風味更獨特。

每 ½ 杯：總卡路里 136；總脂肪 0g；飽和脂肪 0g；膽固醇 0mg；鈉 120mg；鉀 487mg；總碳水化合物 36g；纖維 1g；糖 26g；蛋白質 1g

墨西哥捲餅醬

30分鐘內

6杯　準備時間：10分鐘　烹飪時間：10分鐘

罐裝捲餅醬通常包含單日鈉攝取量上限。從頭到尾自製不僅快速、簡單、美味，更是健康。提前做好冷凍，便能隨時享用美味的墨西哥醬汁。

2大匙芥花油
½顆黃洋蔥，去皮切絲
5瓣大蒜，去皮切絲
1½杯自製雞高湯（217頁）或市售無鹽雞或蔬菜高湯
1罐（約907公克）無鹽碎蕃茄
2大匙辣椒粉或乾燥辣椒片
1大匙孜然粉
¼茶匙猶太鹽或海鹽
½茶匙黑胡椒粉

1. 於湯鍋內以中火加熱芥花油；加入洋蔥拌炒3-4分鐘，直到軟化；拌入大蒜爆香，炒30-60秒。
2. 將炒好的食材倒入果汁機，加入高湯、碎蕃茄、辣椒粉或乾辣椒片、孜然、鹽與黑胡椒，攪打至質地滑順。
3. 捲餅醬可立即使用、分裝至密封容器或密封塑膠袋，冷藏至多5天或冷凍2個月。

替代方式：用無鹽蕃茄醬取代碎蕃茄。

烹飪技巧：若使用乾辣椒，要注意辣度。有些辣椒比較辣，所以慢慢加至你想要的辣度。

變化技巧：嘗試不同的辣椒，如新墨西哥辣椒、奇波雷辣椒和墨西哥瓜希柳辣椒（guajillo），能帶來不同辣度、煙燻味與深度的風味。

每份：總卡路里96；總脂肪5g；飽和脂肪0g；膽固醇0mg；鈉118mg；鉀135mg；總碳水化合物11g；纖維4g；糖6g；蛋白質3g

蜂蜜奇波雷醬

素食・30分鐘內

½ 杯　準備時間：10 分鐘　烹飪時間：15 分鐘

類似烤肉醬，這款蜂蜜奇波雷醬帶有甜味、煙燻和酸味，鹽分卻不高。傳統會加入蕃茄醬添加酸味，但用蕃茄糊代替，可降低鈉含量並提升蕃茄風味。奇波雷辣椒帶來的辣度與煙燻風味，和蜂蜜與醋達到完美平衡。

1 大匙切碎奇波雷辣椒醬（Chipotle chiles in adobo sauce）

3 大匙蜂蜜

3 大匙無鹽蕃茄糊

3 大匙無鹽蔬菜或雞高湯

2½ 大匙白葡萄酒醋

1. 將所有食材放入小湯鍋，微滾煮約15 分鐘，至稍微濃稠。
2. 裝入密封容器，冷藏至多 7 天。

替代方式：用楓糖漿取代蜂蜜、蔬菜高湯取代雞高湯，即為純素食版本。

烹飪技巧：製作更滑順的版本，先將所有食材用果汁機攪打成泥，再以爐火煮。

變化技巧：若想要，可用蘋果醋代替白葡萄酒醋。

每 ¼ 杯：總卡路里 136；總脂肪 0g；飽和脂肪 0g；膽固醇 0mg；鈉 124mg；鉀 348mg；總碳水化合物 32g；纖維 2g；糖 30g；蛋白質 1g

快炒醬料

30分鐘內

1杯　準備時間：20分鐘

快炒醬料幾分鐘就能做好，放入冷藏整週都能使用。這款醬料完美平衡了鹹、甜、鮮與辣味，可用在豆腐炒四季豆（125頁）和牛肉炒時蔬（175頁）等食譜，和任何符合「得舒飲食」的快炒料理。

¼杯無鹽蔬菜、雞或牛高湯
3大匙低鈉醬油
1大匙蜂蜜或黑糖
2茶匙麻油
1茶匙是拉差香甜辣椒醬（自由選擇）
4瓣大蒜，去皮切末
1吋生薑，去皮切末
1大匙玉米澱粉

取一個碗，將所有食材拌勻；裝入密封容器冷藏長達5天。

替代方式：製作無麩質版本，以無麩質醬油（tamari）代替一般醬油，並注意食品標籤，確定其不含麩質。

每¼杯：總卡路里57；總脂肪2g；飽和脂肪0g；膽固醇0mg；鈉447mg；鉀17mg；總碳水化合物8g；纖維0g；糖4g；蛋白質1g

蓬鬆糙米飯

素食

4 份　準備時間：5 分鐘　烹飪時間：50 分鐘

用爐火煮糙米很容易，但也可以使用電鍋。糙米有許多種類，如長米、印度香米、泰國香米，都適用於這份食譜，完全取決於個人喜好。

1 杯糙米

2½ 杯蔬菜高湯或水

⅛ 茶匙猶太鹽或海鹽

1. 將米和蔬菜高湯或水，放入湯鍋，煮至微滾；蓋上鍋蓋煮 50 分鐘，至水份吸乾、米飯鬆軟。
2. 加入鹽調味，並用叉子將米飯撥鬆。
3. 放入密封容器可冷藏至多三天。

烹飪技巧：煮米飯或其它穀物時，務必閱讀包裝指示，了解合適的液體比例與烹調時間。

變化技巧：嘗試任何古代穀物，像是藜麥或法老小麥（farro）。

每份：總卡路里 172；總脂肪 1g；飽和脂肪 0g；膽固醇 0mg；鈉 199mg；鉀 100mg；總碳水化合物 36g；纖維 2g；糖 1g；蛋白質 5g

蜂蜜全麥麵包

素食

兩條　準備時間：40 分鐘 加上 2 小時靜置時間　**烹飪時間：30 分鐘**

許多市售麵包鈉含量極高，所以閱讀營養標示並比較鈉含量非常重要。這款自製麵包非常容易製作、低鈉含量，且百分之百全麥。可提前做好並冷凍起來。

1 杯溫水
2 大匙蜂蜜
4½ 茶匙（2 包）即溶酵母
5¾ 杯全麥麵粉或全麥低筋麵粉，分次加入
½ 大匙猶太鹽或海鹽
1¼ 杯低脂溫牛奶
2 大匙橄欖油

1. 於直立式攪拌器的鋼盆中倒入 1 杯溫水、蜂蜜與即溶酵母拌勻；靜置 5-10 分鐘，至冒泡沫。
2. 加入一半麵粉拌勻；靜置 30-40 分鐘，至冒出細緻泡沫。
3. 直立式攪拌器裝上勾狀軸，以低速攪拌；緩慢加入剩餘的麵粉、鹽、牛奶和橄欖油，攪打約 5 分鐘，至麵糰纏繞在鉤子上。
4. 將麵糰等分成兩個圓球，分別放入抹油的吐司烤模；蓋上濕布，靜置約 1 小時，至麵糰變成兩倍大。
5. 烤箱預熱攝氏 180 度；烘烤 30 分鐘；放涼後脫模。完全放涼後，可切片或整條放入密封塑膠袋，冷藏至多 2 週，或冷凍 3-4 個月。

替代方式：純素食版本可用砂糖代替蜂蜜；更多溫水代替牛奶。

烹飪技巧：麵包出爐時，表面可刷上少量橄欖油。

變化技巧：為了增加這款麵包的可溶性纖維含量，將燕麥粉與全麥麵粉參半，取代全部全麥麵粉。

每片：總卡路里 94；總脂肪 1g；飽和脂肪 0g；膽固醇 0mg；鈉 114mg；鉀 1mg；總碳水化合物 18g；纖維 46g；糖 3g；蛋白質 2g

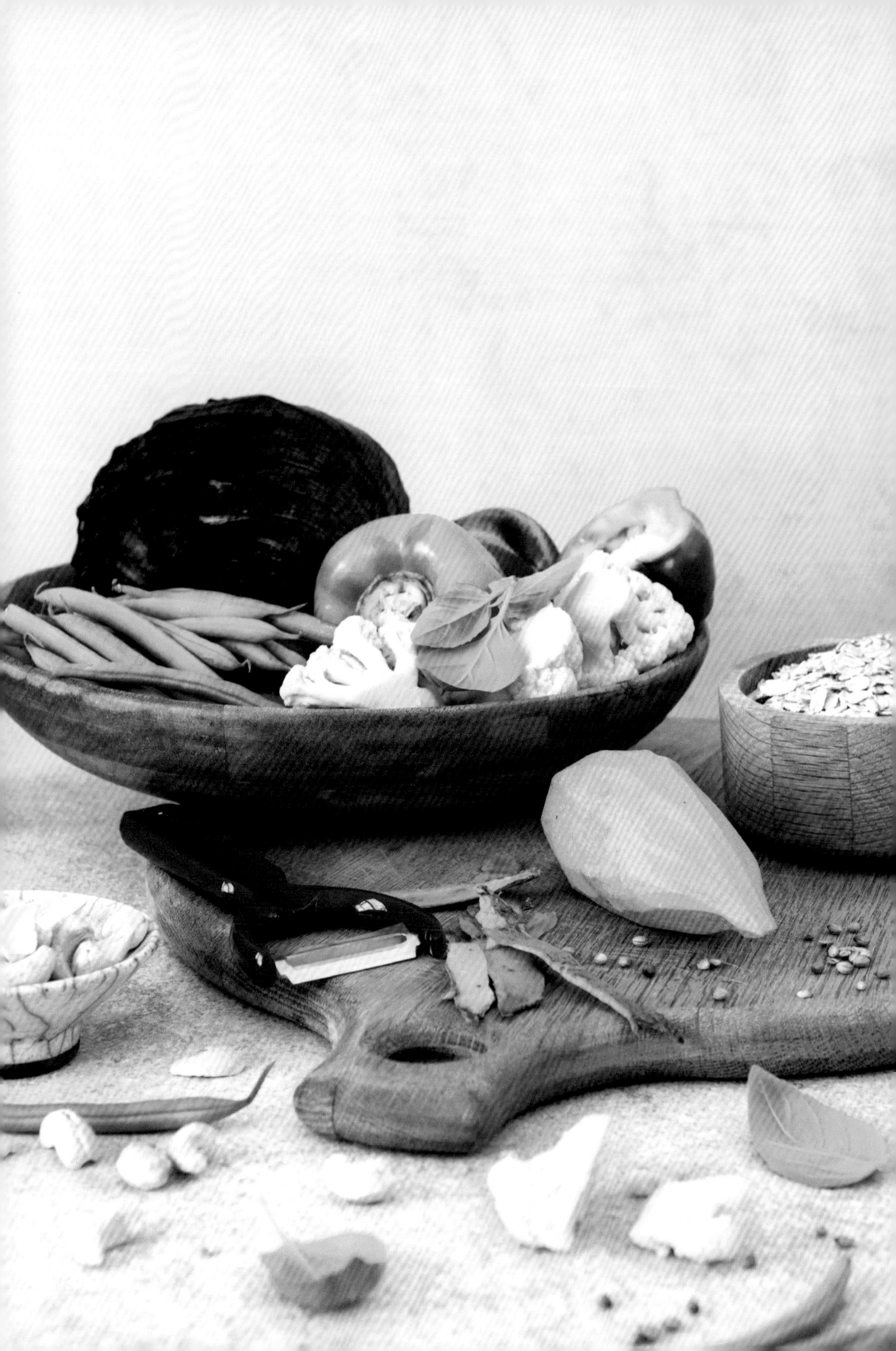

單位換算

等量容積（液體）

美式標準	美式標準（液體盎司）	公制（大約）
2 大匙	1	30 毫升
¼ 杯	2	60 毫升
½ 杯	4	120 毫升
1 杯	8	240 毫升
1½ 杯	12	355 毫升
2 杯或 1 品脫	16	475 毫升
4 杯或 1 夸脫	32	1 公升
1 加侖	128	4 公升

烤箱溫度

華氏	攝氏（大約）
250°F	120°C
300°F	150°C
325°F	165°C
350°F	180°C
375°F	190°C
400°F	200°C
425°F	220°C
450°F	230°C

等量容積（乾燥食材）

美式標準	公制（大約）
⅛ 茶匙	0.5 毫升
¼ 茶匙	1 毫升
½ 茶匙	2 毫升
¾ 茶匙	4 毫升
1 茶匙	5 毫升
1 大匙	15 毫升
¼ 杯	59 毫升
⅓ 杯	79 毫升
½ 杯	118 毫升
⅔ 杯	156 毫升
¾ 杯	177 毫升
1 杯	235 毫升
2 杯或 1 品脫	475 毫升
3 杯	700 毫升
4 杯或 1 夸脫	1 公升

等量重量

美式標準	公制（大約）
½ 盎司	15 克
1 盎司	30 克
2 盎司	60 克
4 盎司	115 克
8 盎司	225 克
12 盎司	340 克
16 盎司或 1 磅	455 克

參考文獻

American Psychological Association. "Stressed in America." Accessed July 7, 2018. http://www.apa.org/monitor/2011/01/stressed-america.aspx.

Appel, Lawrence, Thomas Moore, Eva Obarzanek, William Vollmer, Laura Svetsky, Frank Sacks, George Bray et al. "A Clinical Trial of the Effects of Dietary Patterns on Blood Pressure." *New England Journal of Medicine* 336, no. 16 (1997): 1117–24.

Beccuti, G., and S. Pannain. "Sleep and Obesity." *Current Opinion in Clinical Nutrition and Metabolic Care* 14, no. 4 (July 2011): 402–12.

Block, J. P., Y. He, A. M. Zaslavsky, L. Ding, and J. Z. Ayanian. "Psychosocial Stress and Change in Weight among US Adults." *American Journal of Epidemiology* 170, no. 2 (July 15, 2009): 181–92.

CDC. "Tips for Better Sleep." Accessed September 16, 2018. https://www.cdc.gov/sleep/about_sleep/sleep_hygiene.html.

Centers for Disease Control and Prevention. "National Diabetes Statistics Report, 2017: Estimates of Diabetes and Its Burden on the United States." Accessed July 5, 2018. https://www.cdc.gov/diabetes/pdfs/data/statistics/national-diabetes-statistics-report.pdf.

Chaprut, Jean-Phillipe, Jean-Pierre Despres, Claude Bouchard, and Angelo Tremblay. "The Association between Sleep Duration and Weight Gain in Adults: A 6-Year Prospective Study from the Quebec Family Study." *Sleep* 31, no. 4 (2008): 517–23.

Consensus Conference, Panel, N. F. Watson, M. S. Badr, G. Belenky, D. L. Bliwise, O. M. Buxton, D. Buysse. "Joint Consensus Statement of the American Academy of Sleep Medicine and Sleep Research Society on the Recommended Amount of Sleep for a Healthy Adult: Methodology and Discussion." *Sleep* 38, no. 8 (August 1, 2015): 1161–83.

Cox, Carla E. "Role of Physical Activity for Weight Loss and Weight Maintenance." *Diabetes Spectrum* 30, no. 3 (2017): 157–60.

Dombrowski, S. U., K. Knittle, A. Avenell, V. Araujo-Soares, and F. F. Sniehotta. "Long Term Maintenance of Weight Loss with Non-Surgical Interventions in Obese Adults: Systematic Review and Meta-Analyses of Randomised Controlled Trials." *BMJ* 348 (May 14, 2014): g2646.

Finkler, E., S. B. Heymsfield, and M. P. St-Onge. "Rate of Weight Loss Can Be Predicted by Patient Characteristics and Intervention Strategies." *Journal of the Academy of Nutrition and Dietetics* 112, no. 1 (January 2012): 75–80.

Gottelieb, D. J., S. Redline, F. J. Nieto, C. M. Baldwin, A. B. Newman, H. E. Resnick, and N. M. Penjabi. "Association of Usual Sleep Duration with Hypertension: The Sleep Heart Health Study." *Sleep* 29, no. 8 (2006): 1009–14.

Hall, Kevin D. "What Is the Required Energy Deficit Per Unit Weight Loss?" *International Journal of Obesity* 32, no. 3 (2008): 573–76.

Kokkinos, P. "Physical Activity, Health Benefits, and Mortality Risk." *ISRN Cardiology* 2012 (2012). https://doi.org/10.5402/2012/718789.

Kondo, M. C., S. F. Jacoby, and E. C. South. "Does Spending Time Outdoors Reduce Stress? A Review of Real-Time Stress Response to Outdoor Environments." *Health Place* 51 (May 2018): 136–50.

Lear, Scott A., Weihong Hu, Sumathy Rangarajan, Danijela Gasevic, Darryl Leong, Romaina Iqbal, Amparo Casanova, et al. "The Effect of Physical Activity on Mortality and Cardiovascular Disease in 130 000 People from 17 High-Income, Middle-Income, and Low-Income Countries: The PURE Study." *The Lancet* 390, no. 10113 (2017): 2643–54.

Leidy, H. J., P. M. Clifton, A. Astrup, T. P. Wycherley, M. S. Westerterp-Plantenga, N. D. Luscombe-Marsh, S. C. Woods, and R. D. Mattes. "The Role of Protein in Weight Loss and Maintenance." *The American Journal of Clinical Nutrition* 101, issue 6 (June 1, 2015): 1320S–1329S. https://doi.org/10.3945/ajcn.114.084038.

Mekary, R. A., A. Grontved, J. P. Despres, L. P. De Moura, M. Asgarzadeh, W. C. Willett, E. B. Rimm, E. Giovannucci, and F. B. Hu. "Weight Training, Aerobic Physical Activities, and Long-Term Waist Circumference Change in Men." *Obesity (Silver Spring)* 23, no. 2 (February 2015): 461–67.

Nwankwo, Tatiana, Sung Sug Yoon, Vicki Burt, and Quiping Gu. "Hypertension among Adults in the United States: National Health and Nutrition Examination Survey, 2011–2012." Accessed September 16, 2018. https://www.cdc.gov/nchs/products/databriefs/db133.htm.

Palagini, Laura, Rosa Maria Bruno, Angelo Gemignani, Chiara Baglioni, Lorenzo Ghiadoni, and Dieter Riemann. "Sleep Loss and Hypertension: A Systematic Review." *Current Pharmaceutical Design* 19, no. 13 (2013): 2409–19.

Presse, Nancy, Sylvie Belleville, Pierrette Gaudreau, Carol E. Greenwood, Marie-Jeanne Kergoat, Jose A. Morais, Hélène Payette, Bryna Shatenstein, and Guylaine Ferland. "Vitamin K Status and Cognitive Function in Healthy Older Adults." *Neurobiology of Aging* 34, no. 12 (2013): 2777–83.

Sacks, Frank, Lawrence Appel, Thomas Moore, Eva Obarzanek, William Vollmer, Laura Svetsky, George Bray, et al. "Effects on Blood Pressure of Reduced Dietary Sodium and the Dietary Approaches to Stop Hypertension (Dash) Diet." *New England Journal of Medicine* 344, no. 1 (2001): 3–10.

Soltani, S., F. Shirani, M. J. Chitsazi, and A. Salehi-Abargouei. "The Effect of Dietary Approaches to Stop Hypertension (Dash) Diet on Weight and Body Composition in Adults: A Systematic Review and Meta-Analysis of Randomized Controlled Clinical Trials." *Obesity Reviews* 17, no. 5 (May 2016): 442–54.

Stavrou, Stavroula, Nicolas Nicolaides, Iflgenia Papageorgiou, Pinelopi Papadopoulou, Elena Terzioglou, George Chrousos, Christina Darviri, and Evangella Charmandari. "The Effectiveness of a Stress-Management Intervention Program in the Management of Overweight and Obesity in Childhood and Adolescence." *Journal of Molecular Biology* 5, no. 2 (2016): 63–70.

Strasser, B., A. Spreitzer, and P. Haber. "Fat Loss Depends on Energy Deficit Only, Independently of the Method for Weight Loss." *Annals of Nutrition and Metabolism* 51, no. 5 (2007): 428–32.

Swift, D. L., N. M. Johannsen, C. J. Lavie, C. P. Earnest, and T. S. Church. "The Role of Exercise and Physical Activity in Weight Loss and Maintenance." *Progress in Cardiovascular Diseases* 56, no. 4 (January–February 2014): 441–47.

Tucker, L. A., and K. S. Thomas. "Increasing Total Fiber Intake Reduces Risk of Weight and Fat Gains in Women." *The Journal of Nutrition* 139, no. 3 (March 2009): 576–81.

Verheggen, R. J., M. F. Maessen, D. J. Green, A. R. Hermus, M. T. Hopman, and D. H. Thijssen. "A Systematic Review and Meta-Analysis on the Effects of Exercise Training Versus Hypocaloric Diet: Distinct Effects on Body Weight and Visceral Adipose Tissue." *Obesity Reviews* 17, no. 8 (August 2016): 664–90.

World Health Organization. "Part Two. The Urgent Need for Action: Chapter One. Chronic Diseases: Causes and Health Impact." Accessed on July 12, 2018. http://www.who.int/chp/chronic_disease_report/part2_ch1/en.

食譜索引

T

W

全書索引

D

E

H

J

K

L

M

N

O

P

R

S

T

致謝辭

首先，我必須感謝身旁這小而緊密的強大支援系統，包括我的父母、妹妹、家族與朋友們。我知道你們一定有很多人，會為了支持我而購買和推薦這本書，對此我由衷感謝。

三年前當我開始開業與經營部落格時，很難想像我會成為出版作者。你們的信心與支持幫助我實現夢想。

我要特別感謝 Josh、Pina 奶奶、Maria 奶奶、Pepe 爺爺，還有 Ferrucio 叔叔，雖然你們無法在此分享這份成就，請記得我會一直將你們放在心中。

—— 安荻

感謝我的先生 Ben，縱容我追求那些狂妄又瘋狂的夢想；感謝你願意清洗看似無止盡的碗；並擔任最稱職的試吃員。你的支持、幽默感與鼓勵賦予我每天前進的動力。

感謝那些曾經於職涯中給我機會的人，以及帶給我啟發的人，即便我們未曾謀面。

我也要感謝每一位勇於拿起這本書，走入廚房開始下廚的人：你們是我的同伴。很高興我們一同踏上這趟旅程，也希望你能享受其中每一個當下。這本書透過食物、烹飪與健康將我們彼此串連，對此我將永遠感激。

永遠不要停止烹飪。

—— 茱莉

關於作者

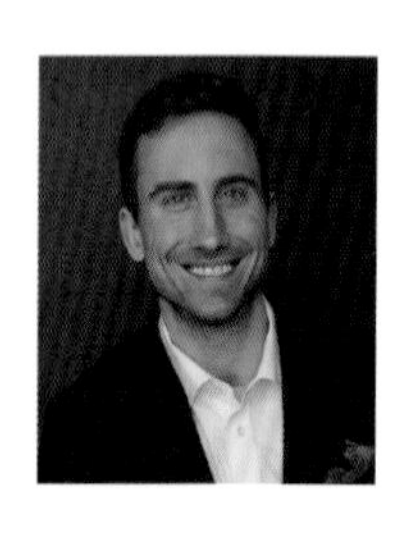

安荻．德．桑蒂斯，註冊營養師，美國公衛營養師碩士；來自加拿大多倫多市的註冊營養師。擁有私人執業許可，專注於客製化營養計畫與健康飲食。他特別喜歡幫助客戶達成其飲食與營養目標，同時他也擁有多倫多大學達拉拉娜公共衛生學院（Dalla Lana School of Public Health）的碩士學位。私人開業之前，安荻受僱於加拿大糖尿病學會。除了一對一的協助，安荻也喜歡透過自己的部落格（AndyTheRD.com）和其他社群媒體，遠端提供營養知識。

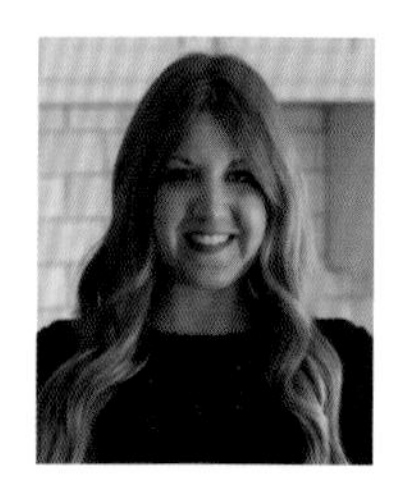

茱莉．安德魯斯，理學碩士、美國註冊營養師、註冊營養師專家；註冊營養師與專業廚師，同時擁有人類營養學碩士學位。她創立並擁有 The Gourmet RD 網站，擔任食物與營養顧問、食譜書作者、食譜開發者、食物攝影、食物與營養作家，以及飲食媒體專家。她經常受邀出席電視與媒體露出，分享營養專業知識，並示範來自其部落格（TheGourmetRD.com）中簡單、營養且美味的食譜。茱莉熱衷於幫助他人在廚房中建立自信，啟發他們為自己下廚。她深信，這是提升健康與享受生活的不二法門。